好好吃饭，好好减肥

李云波／编著

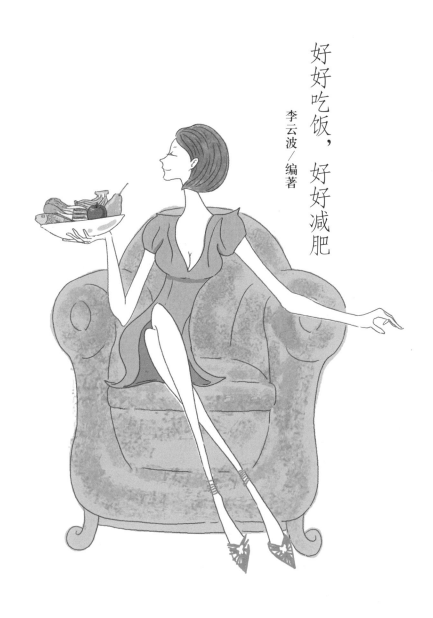

国家一级出版社　中国纺织出版社　全国百佳图书出版单位

图书在版编目（CIP）数据

好好吃饭，好好减肥╱李云波编著.—北京：中国纺织出版社，2018.9（2024.6重印）

ISBN 978-7-5180-5187-8

Ⅰ.①好… Ⅱ.①李… Ⅲ.①减肥-食物疗法-食谱 Ⅳ.①R247.1 ②TS972.161

中国版本图书馆CIP数据核字（2018）第141248号

责任编辑：闫婷 国帅 责任印制：王艳丽

中国纺织出版社出版发行

地址：北京市朝阳区百子湾东里A407号楼 邮政编码：100124

邮购电话：010-67004422 传真：010-87155801

http://www.c-textilep.com

E-mail：faxing@c-textilep.com

中国纺织出版社天猫旗舰店

官方微博http://weibo.com/2119887771

金世嘉元（唐山）印务有限公司印刷 各地新华书店经销

2018年9月第1版 2024年6月第2次印刷

开本：710×1000 1/16 印张：12

字数：150千字 定价：49.80元

　　"五月不减肥，六月徒伤悲""春季不减肥，夏季徒伤悲"，减肥这两个字，就像孙悟空头上的金箍一样，紧紧束缚着爱美的女性。当下没有几位女性觉得自己的身材是完美的，要么觉得自己水肿，要么觉得自己腿粗，要么觉得自己小腹大……总之，就是天天和自己的身材"较劲"。为了实现"小一号"的梦想，众多女性勇于尝试各种各样的减肥方法，比如过度节食、断食和吃减肥药等，虽然短时间内确实能够瘦下来，但是这些方式都是不科学的，甚至会对身体造成伤害，如果不加控制，体重会反弹甚至增长更多。

　　其实，肥胖的成因是多方面的。单从饮食来说，如果摄入过多营养丰富和过度精细的美食，又缺乏运动的话，过度摄入的热量无法消耗掉，日积月累，人自然会变胖。

　　既能在美食面前大快朵颐、均衡地摄入营养，又能保持苗条的身材，是营养学一直在研究的课题。

　　本书从标准体重检测法入手，分别介绍了减肥的误区、科学瘦身的饮食攻略、饮食排毒的妙招等，最后从中医和现代的角度对肥胖进行了分类，针对不同类型的肥胖提供不同的减肥方案，并且根据不同情况搭配出了一日三餐，稍有难度的菜肴还会有详细的做法及精美的图片，读者很容易参照本书实施健康的减肥计划。

　　现在就开始动手料理营养均衡的瘦身大餐吧，边吃边瘦不是梦！

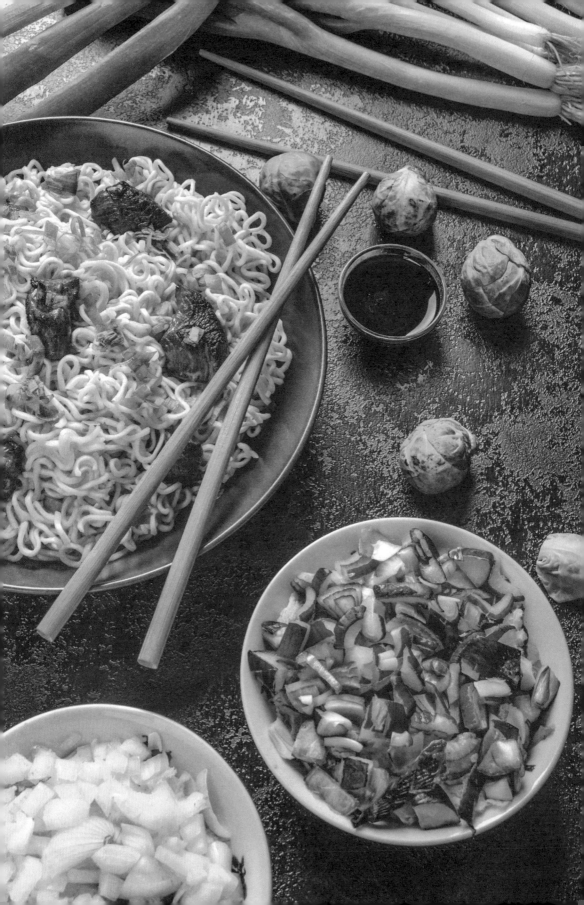

目录

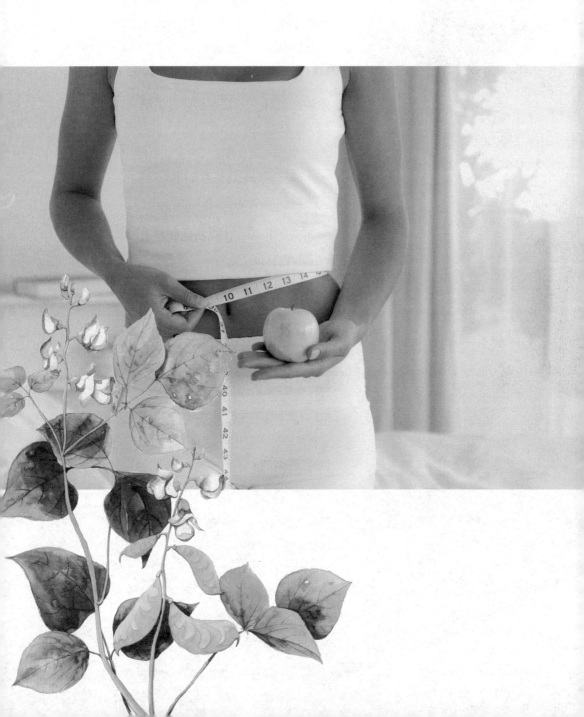

Part 1

XL或S，
女人总觉得自己有点胖

在身材管理方面，

女性对自己绝对是严苛的，

没有几个女人对自己的身材满意。

那么，你是真的胖吗？

那些五花八门的减肥方法，你试过吗？

你知道自己为什么吃着吃着就又胖了吗？

天天喊减肥，先测测你是否真的胖

"减肥"是现在大部分女性的口头禅，不但看上去丰满的女性说自己在减肥，就连看上去体型很正常的女性也在天天喊减肥。

在很多人的印象里，身上肉嘟嘟的、一捏就是一把赘肉会被认为是肥胖。其实，所谓"肥胖"，是指身体内脂肪堆积过多，超过正常比例，或分布异常。有人会说，我希望越瘦越好，有时候觉得自己已经很胖了，可医生说我不算超重，还在正常体重范围内。那么该用什么标准和方法来判定自己是否需要减肥呢？

标准体重计算法

关于标准体重，国际上有一个通用的计算公式，世界卫生组织也给出了标准的公式，将自己的身高和体重套用到公式里，可以一目了然地判断出自己是否肥胖。

1. 国际上常用的标准体重计算公式（比较适合东方人）

标准体重（男）=[身高（厘米）-100]×0.9（千克）

标准体重（女）=[身高（厘米）-100]×0.9（千克）-2.5（千克）

相较标准体重百分比代表的意义

相较标准体重 %	体重判别
> 50%	重度肥胖
20%~30%	轻度肥胖
-10%~10%	正常体重

2. 世界卫生组织计算标准体重的方法

标准体重（男）=[身高（厘米）-80]×70%

标准体重（女）=[身高（厘米）-70]×60%

相较标准体重百分比代表的意义

相较标准体重 %	体重判别
> 20%	肥胖
10%~20%	体重过重
-10%~10%	正常体重
-20%~-10%	体重过轻
< -20%	瘦弱

3. 超重百分比计算公式

超重百分比（%）=【（实际体重－标准体重）/（标准体重）】×100%

注：标准体重以世卫组织计算法为准。

超重百分比代表的意义

超重 %	体重判别
> 20%	肥胖
10%~20%	体重过重
−10%~10%	正常体重
−20%~−10%	体重过轻
< −20%	瘦弱

4. 我国常用的标准体重计算公式

标准体重（男）= 身高（厘米）-105（千克）

标准体重（女）= 身高（厘米）-105-2.5（千克）

我国相较标准体重百分比评价标准

相较标准体重 %	体重判别
> 20%	肥胖
10%~20%	体重过重
−10%~10%	正常体重
−20%~−10%	体重过轻
< −20%	瘦弱

BMI 计算法

衡量肥胖最常用、最简单的方法是 BMI（身体重量指数，Body Mass Index）计算法。BMI 与体内脂肪总量密切相关，它能精确地反映出你是否超重和肥胖。

BMI 的计算公式

BMI= 体重（W）÷ 身高^2（H）

其中，体重计量单位为千克；身高计量单位为米。

BMI 肥胖判断标准

BMI 值（男/女）	体重判别
> 40	严重肥胖
30~40	中度肥胖
25~29.9	轻度肥胖
18.5~24.9	正常体重
< 18.5	体重过低

在测量 BMI 时，受试者应当空腹，脱鞋，只穿轻薄的衣服。测量身高的量尺（最小刻度为 1 毫米）应与地面垂直并固定或贴在墙上。受试者直立，两足跟并拢靠近量尺，并将两肩及臀部也贴近量尺。测量人员将一根直角尺放在受试者的头顶，使直角的两条边一边靠紧量尺，另一边接近受试者的头皮，读取量尺上的读数，精确至 1 毫米。称重最好用经过校正的杠杆型体重秤，受试者全身放松，直立在秤底盘的中部，读取杠杆秤上的游标数值。

腰臀比（WHR）判断法

衡量肥胖的另外一个指标是 WHR（Waist / Hip Ratio，即腰臀比）。腰围反映了人体的脂肪总量和脂肪分布情况，而臀围反映的是髋部骨骼和肌肉的发育情况。WHR 中的臀围为经由臀部最隆起的部位测得的身体水平周径。一般认为 WHR 超过 0.9(男) 或 0.8(女) 即可视为中心性肥胖，但其分界值因年龄、性别、人种不同而不同。

WHR 计算公式

WHR= 腰围（厘米）÷ 臀围（厘米）

WHR 肥胖判断标准

WHR 值（男 / 女）	肥胖判别
≤ 0.9 / 0.8	理想的腰臀围
> 0.9 / 0.8	腹部脂肪量过高

腰围长度判断法

测腰围长度判断肥胖的程度：腰围是指腰部周径的长度（单位：厘米）。测量脂肪在腹部蓄积（即中心性肥胖）的程度，以判断肥胖程度及相关性疾病的危险性。

其测量方法是受试者直立，两脚分开 30~40 厘米，将最小刻度为 1 毫米的软尺一端放在腰部的天然最窄部分任意一点，沿水平线绕腹部一周，紧贴而不压迫皮肤，在正常呼气末测量腰围的长度，读数精确至 1 毫米。然后用获取的腰围数值，查下表对照即可。

利用女性不同 BMI 指数与腰围长度判断肥胖及相关疾病危险性

分类	BMI	代谢性疾病危险性	
		腰围（厘米）（女 <80）	腰围（厘米）（女 ≥ 80）
体重过低	<18.5	低（但营养不良相关疾病危险性增加）	平均水平
正常范围	18.5~23.9	平均水平	增加
肥胖前期	24.0~24.9	增加	中度增加
一级肥胖	25.0~29.9	中度增加	中度增加
二级肥胖	≥ 30.0	严重增加	严重增加

小测试测你的内脏胖不胖

1. 20 岁之前身材匀称、苗条，之后开始"发福"。

A. 是的　　B. 不是

2. 平时很少运动。

A. 是的　　B. 不是

3. 经常不吃早餐，晚上吃得很多，而且大鱼大肉。

A. 是的　　B. 不是

4. 晚餐吃得很晚。

A. 是的　　B. 不是

5. 经常吃夜宵。

A. 是的　　B. 不是

6. 经常应酬，每星期至少大吃大喝 3 次。

A. 是的　　B. 不是

7. 对甜食情有独钟。

A. 是的　　B. 不是

8. 经常用饮料（含糖）代替水。

A. 是的　　B. 不是

9. 不喜欢吃蔬菜，无肉不欢。

A. 是的　　B. 不是

10. 喜欢吃的食物每天都吃，不喜欢吃的食物则敬而远之。

A. 是的　　B. 不是

11. 常常以车代步，走路不多。

A. 是的　　B. 不是

12. 体型肥胖，而且很怕冷。

A. 是的　　B. 不是

13. 体检报告上显示，血糖和胆固醇的含量较高。

A. 是的　　B. 不是

14. 有"大肚子"，但体重不重。

A. 是的　　B. 不是

15. 常受便秘困扰。

A. 是的　　B. 不是

16. 食量大，每餐都吃得很多。

A. 是的　　B. 不是

17. 你的父母都是肥胖体型。

A. 是的　　B. 不是

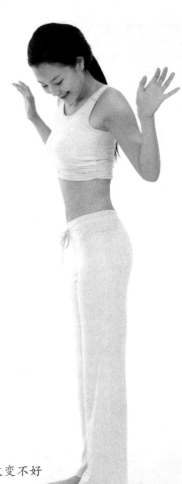

评定参考

A ≤ 3 个，说明你的健康状况还算可以，但要注意预防。

4 个 ≤ A ≤ 9 个，说明你的内脏已经"胖"起来了，你需要改变不好的生活习惯和饮食习惯，用正确的方法清除掉附着在内脏周围的脂肪。

A ≥ 10 个，说明你属于内脏脂肪高度危险人群，对此，你应加以重视，从根本上改变生活习惯，消除内脏肥胖带来的健康隐忧。

那些关于瘦身的坑，你踩过多少

节食：摇摆在厌食症和快速反弹之间

在胖女孩眼里，唐朝绝对是一个美好的朝代，如果自己能够穿越回去，就不用为丰满的身材而烦恼了，可事实上，穿越只存在于各类文学作品中。于是乎，当下的许多年轻女性下定决心疯狂减肥。

虽然减肥产品和减肥器材比比皆是，但似乎都没什么效果，只好选择最直接的方法——节食。在她们看来，多吃是肥胖的根本原因，于是为了让自己瘦下来，开始每天少吃一顿，或者每顿饭少吃一些。有些女孩即使身体极度虚弱，也仍然在节食。但是有些人发现，节食过后反而比原来更胖，这是因为人体的自我保护机制起了作用。人长时间节食，身体会处在一种饥饿状态中，一旦突然恢复正常进食，身体便会"疯狂"地储存脂肪，也就是使吃进体内的物质变成脂肪的比率升高，身体也就更胖了。

另一个极端是，节食确实可以瘦下来，但有的女孩因减肥而患上了厌食症，严重的厌食症甚至会危及生命。有的女孩则因脂肪减少、皮肤松弛而出现胸部下垂的症状。可见，这并不是一种好的减肥方式。

★ 节食让进食调节功能变得紊乱

人体就像一台机器，需要摄入足够的热量才能保持机器的正常运作，而一旦热量摄入不足，就很容易使某个部件出现运作障碍，如瘦素分泌减少。它就像魔鬼，让你更加无法抗拒美食的诱惑，进而大吃特吃，变得更胖。

瘦素是脂肪细胞分泌的一种激素，它是一种天然的"厌食剂"。当它分泌正常时，会向大脑发出信号，让大脑"提示"你：你吃的食物已经足够满足你身体的需求了，不要再吃了。这样，你吃进的食物正好能满足你身体的需求。没有多余的热量，自然就胖不起来。

脂肪细胞是瘦素分泌的载体，如果你吃进的食物脂肪正好满足身体的需要，就能保证瘦素的正常分泌。但是，节食会让你的脂肪摄入减少，这也就意味着你身体

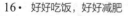

中的瘦素分泌也随之减少。瘦素减少，向大脑发出的信号也会变弱，你迟迟收不到"不能再吃"的信号，就会被美食"俘虏"，并最终放弃"抵抗"，这样反而会让你吸收很多多余的热量，久而久之，便会使你更加肥胖。

因此，要想一直做个瘦美人，节食的方法不可取。你要找到正确的减肥方法，使瘦素正常分泌，在合适的时间提醒你"不要再吃了"。

★ 不科学节食会引起身体的反弹

一般说来，要区分两种节食方法：一种对所摄入食物的热量限制较少，一种则过度限制热量的摄入。

食物中含有人体所必需的一切营养成分，前一种方法不会造成营养不足或者令健康受损。它虽然收效较慢，但能够有效地将体重减下来。

后一种方法，即过度限制热量的摄入，虽然可以迅速减去体重，但减去的只是多余的水分和强健的肌肉，体内贮存的脂肪依然如故。虽然单从体重上来说，你变轻了，但体内的脂肪几乎没有什么变化，而你真正要减去的恰恰就是这部分脂肪。

在节食减肥期间，身体同样也会对人为造成的"饥荒"做出反应：新陈代谢速度减缓，热量需求降低。可饮食一旦恢复正常，体重就会立即反弹。

如果饮食方法不变的话，由于节食而失去的肌肉则很难再恢复了。长此以往，尽管新陈代谢会逐渐恢复正常，但是人体对热量的需求仍会降低。节食越频繁，间隔的时间就越短，要想真正地减轻体重就会变得越来越困难。

要想真正地减肥，就必须减去体内的脂肪，而这只能依靠科学的饮食及适当的体育锻炼。

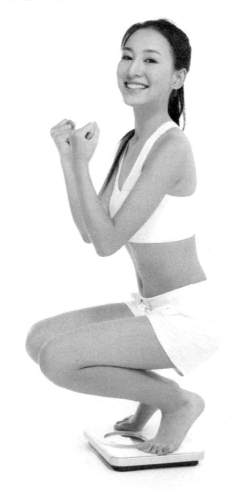

"管住嘴，迈开腿"，小心过犹不及

有的女性认为，减肥是很简单的事，只要在一段时间内进行大量运动，再加上节食少吃，体重就会降下来了。但实际上，很多人会遇到一个相同的烦恼——大量运动并没有减重，吃得少却照样胖。

★ 平稳持久的运动才能消耗脂肪

万事过犹不及。对于想瘦的女性来说，运动也是如此。适合身体条件的运动强度，可提高人体的新陈代谢速率，消耗热量，从而有助于瘦身；但如果运动强度过大，则不利于减肥。

科学研究表明，运动开始阶段身体会先消耗体内的葡萄糖，然后才开始消耗脂肪。而运动强度太大，还没调动脂肪燃烧就已精疲力竭，难以继续坚持运动，因而达不到减肥目的。只有平稳持久的运动，如慢跑、疾走等才能消耗更多热量，达到减肥目的。

★ 合理的运动计划要配合合理的饮食

经过大量或激烈运动后，人体的新陈代谢加快，消耗掉了身体的大部分能量，一些微量元素会随汗水排出体外，因此，运动后需要通过合理的饮食补充身体所需的能量和营养。但有的人经过大量运动或激烈运动后，仍然坚持少吃，以为这种多消耗、少补充的方式能让自己快速瘦下来。

其实，人体是一个很精明的"银行"：你吃得多，吸收得多，它就会储存起来转化成脂肪；而吃得少了，吸收自然也少了，它就会降低消耗，同时还可能为了维持器官功能和免疫能力而"透支"你的身体。因此，运动太多，吃得太少，所摄入的热量和营养不能满足身体的基础代谢，长期如此，容易使人体出现体虚乏力、营养不良等多种负面反应，对身体健康是极为不利的。

★ 运动后要进行合理的能量补充

很多人运动后不敢吃东西，怕发胖。其实，运动后进行合理的补充，不仅能帮你及时补充身体所需，还有利于减肥瘦身。

在运动的过程中，人体肌肉纤维被破坏，体内储存的肌糖原严重流失。若在运动后30分钟内补充适量的碳水化合物和蛋白质，能帮助人体受损的肌肉修复，以保证肌肉不过分流失而避免造成新陈代谢速率下降，从而保证不影响减脂效率。

单一食物瘦身法让身体失衡

所谓"单一食物瘦身法"，就是在一定期限内，通常是数日至一个月内，只食用一种食物，或大量吃一种特定的食物，其他食物则一概不吃或少吃。

★ 苹果瘦身法： 苹果富含人体所需的多种营养，如膳食纤维、维生素A、B族维生素、维生素C、矿物质等，而且热量低，若能合理食用，可以补养身体，帮助预防疾病。"三日苹果餐""五日苹果餐"之所以成为许多女性瘦身的首选，也正是因为如此。

★ 番茄瘦身法： 备受"享瘦一族"的青睐，这不仅因为它鲜艳的外表和酸酸甜甜的口感，还因为它热量低，富含具有抗氧化、美颜护肤、排毒润肠作用的番茄红素、维生素、膳食纤维等营养成分。

★ 水煮蛋瘦身法： 即每天三餐以1~3个没有添加任何调料的水煮蛋作为主食的一种瘦身方法，类似于"高蛋白质减肥法"，以通过摄入较多的高蛋白质来抑制人体对脂肪的摄入。

单一食物瘦身法有某种程度的效果，但长时间下来，你的身体很容易出现营养不均衡的问题。即使你最后成功减重了，也是不健康的减重。这种方法是不可取的。

★ 减重之后容易暴饮暴食

连续几天食用同一种食物，会使人口感单调，很容易勾起吃其他食物的欲望。

另外，热量的摄入极度减少，身体的自我平衡系统被激活，脑部就会发出饥饿的信息，让你食欲大增，甚至暴饮暴食。暴饮暴食不仅容易造成消化系统紊乱，还会使人摄入过多的热量，而热量摄入过多，人体新陈代谢速率变慢，热量就会转化成脂肪囤积在体内，引起体重反弹。

★ 肌力下降让你更容易发胖

如果人体连基础代谢和最基本的生理活动所需的热量都摄入不足，就会影响到生命功能的维持。这时，身体自我平衡系统会将肌肉中仅剩的热量分配给身体，令脂肪量减少，肌力下降，而肌力下降会进一步影响基础代谢，如此出现恶性循环，此时你哪怕吃较少的食物也会发胖。

★ 营养缺失影响脂肪代谢

长期食用某一种食物，意味着长期摄入某种营养素，而忽略了其他营养素的摄入，很容易出现头晕、倦怠无力、体虚疲乏等亚健康状态，严重者甚至会损伤身体器官功能。也容易使脂肪代谢得不及时、不彻底，囤积在体内，导致发胖。

美容院的种种瘦身套路，看上去很美

"各种各样的美食那么多，节食减肥太考验意志力了！"

"平时上班那么忙，根本没有时间去健身房锻炼，健身卡都没用过几次。"

……

抵挡不住美食的诱惑，没有时间运动，又不想吃减肥药，于是，很多女性选择去美容院，认为美容院能为自己量身订制减肥计划，相信自己在不久之后就能瘦下来。

那么，在美容院瘦身，真的能像其所宣称的那样，效果立竿见影吗？让我们一起来看看美容院减肥的那些套路。

★套路一：1天减掉2斤，3天瘦腰5厘米

不少美容院打广告的时候都会声称："3天让腰瘦5厘米""一天让你至少掉2斤""局部减肥可以让身材更加匀称"，等等。真的如此神奇吗？

真相大揭秘：去美容院时，美容院的工作人员都会让你称体重、量腰围，甚至还会给你测脂肪。大家注意了，这是第一个陷阱。

紧接着就是第二个陷阱：美容院的工作人员根据你的体重和腰围帮你制订减肥计划，如让你跑步、使用瘦腰按摩仪等，过一段时间之后再给你量一次体重和腰围，告诉你减掉了多少斤，瘦了多少厘米。然而，不少人为了验证减肥的效果，回家之后都会自己再称一次体重，量一次腰围，结果发现并没有减下来，这才恍然大悟：原来美容院的秤和尺子有问题。

有不少美容院使用的是可以做手脚的"专用减肥秤"。在减肥前称体重时，悄悄地将指针往大调上1~2格；减肥计划结束后，又悄悄地将指针往回调1~2格。美容院的尺子更是有魔力，可以伸缩。由此，减肥的"效果"就非常明显了。

★套路二：免费测脂，免费制订瘦身计划，绝不收钱

吴小姐对自身的形象要求很高，经常注册一些网站寻求减肥的方法。有一天，她接到了一家美容机构的电话："吴小姐，您好！在我们美容院的年度庆典抽奖中，您被抽中了，请到我们店里来看一下，可以为您免费测量脂肪，免费制订瘦身计划，绝对不收您任何费用。"你是不是也接过类似的电话，听过类似的宣传？"免费测脂""免费瘦身"，听上去是不是很诱人？但真的是免费的吗？

真相大揭秘：有些女性被免费的承诺迷惑住了，结果到了美容院总会被推销一些产品。虽然有时钱花得并不多，但总是有被欺骗的感觉。所以，在此提醒大家，特别是那些爱美的女性，世上没有免费的午餐，更没有免费的服务。如果你确实想要尝试一下，一定要冷静地权衡一下利弊得失，只花钱买自己所需要的服务，不要听信推销冲动消费。

★套路三：减肥产品无副作用，绝对有效

很多减肥产品宣称绝对有效，无副作用，且经国家认证，其实，这其中藏有很多猫腻，建议爱美的女士们慎重选择减肥产品！

真相大揭秘：一般来说，涂抹于皮肤上的所谓减肥油，目前尚无证据证明它是有效的。而目前所有口服的减肥药，无论是中药还是西药，都或多或少有一定的副作用，所以，应该在专业的医疗机构由有资质的专业人员开具处方才能服用。而美容院一般不具备医疗资质，所以，减肥女性不要在美容院进行口服减肥药物治疗，以免对身体健康造成损害。

★套路四：在美容院不用节食，想吃就吃

节食减肥的危害和痛苦显而易见，于是很多减肥机构纷纷打出"不节食一样能减肥"的宣传口号，号称减肥期间想怎么吃就怎么吃，不用节食。在美容院减肥，真的不用节食吗？

真相大揭秘：王小姐的目标是减20斤，但按照美容机构制订的计划，她才减了5斤，离这个目标还有一定的距离。于是，美容院所谓的营养师给她制订了一份特效排毒减肥餐单：连续一星期，早餐、午餐都只能吃2根香蕉，喝1杯脱脂牛奶，晚餐只吃1碟水煮青菜和少许肉。

看过这份餐单之后，相信谁都看得出它的节食本质。据了解，有一些美容机构会告诉顾客，回家只能吃黄瓜、番茄等蔬菜，不能吃主食等。用这样的方式，任何人不用去减肥机构，饿也饿瘦了。因此，美容院"不用节食能减肥"的谎言，也就昭然若揭了。

★套路五：独家研制的减肥秘方

"这是我们公司独家研制的××减肥精油，结合了古代中医的传统秘方，全天然，没有副作用，用了以后保证你一定瘦，绝对不反弹。"这些秘方真的如此神效吗？

真相大揭秘：不少美容院所鼓吹的独家研制的减肥秘方，的确包含了中药的成分，但是，俗话说"是药三分毒"，任何药物，只要使用不当，就很容易引发严重的后果。比如牛黄，具有清热解毒的作用，但如果寒性体质的人长期大量食用，很容易导致腹泻等不适，从而影响身体健康。

也有一些非法的美容院，为了牟取非法利益，竟然使用违规的药品，然后在药瓶上贴上英文标签，跟顾客说这是专门委托国外减肥机构研制的。违规药品使用的后果自不必多说，其对健康的危害不容小觑。

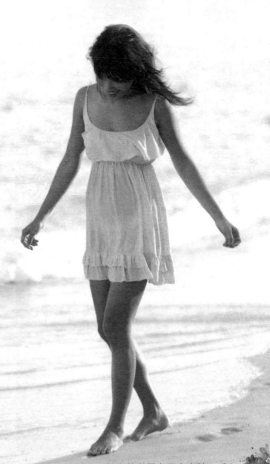

减肥药背后隐藏的种种伤害

减肥的女性数不胜数，精明的商家瞄准这些女性，"发明"出诸多减肥药。那些鼓吹立马见效的减肥药广告，让想要快速瘦下来的女性怦然心动，于是毫不犹豫地掏出钱包，想换回纤瘦身材。理想很丰满，但现实却如众多女性追求的身材一样，很骨感——钱花了，身材却依旧，更糟糕的是还可能出现诸多不良反应，真是赔了夫人又折兵。下面就来列举一些减肥的不良反应。

★ 反弹

反弹，对于"享瘦一族"而言，可以说是最不愿意听到的词语，最不愿意看到的事情，最不愿意面对的现实了。谁都想一劳永逸，吃一次减肥药能有效一辈子，这样以后就不用再为减肥而苦恼，但事实往往很"残酷"——很多减肥药都要求长期持续服用，一旦停药，极易出现反弹复胖。可见，用药物减肥，可是一笔长期的支出。

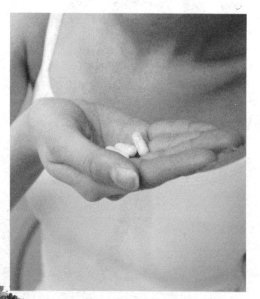

★ 失眠心悸

有的女性服用减肥药后，发现自己就像《诗经》中"窈窕淑女，寤寐求之。求之不得，寤寐思服。悠哉悠哉，辗转反侧"所形容的一样，晚上辗转反侧，难以入睡，严重的甚至还会出现心悸的症状。

其实，这都是减肥药中所含的麻黄素在起作用。麻黄素，又名麻黄碱，是一种从植物麻黄草中提取的生物碱，有使中枢神经兴奋的显著作用，能加强身体热量消耗及脂肪分解。从表面上看，麻黄素好像有减肥效果，而实际上，这种药物所带来的不良反应远远多于减肥的效果——长期使用，会影响心率，收缩鼻黏膜血管，引发药物性鼻炎。

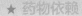

　　睡眠可谓人生大事，对于一些人来说，宁可不吃饭也要当个瞌睡虫。但有的人吃了减肥药之后，晚上却变得异常兴奋，怎么也睡不着，搞得白天无精打采的，这是因为减肥药中可能含有安非他命。

　　安非他命是一种中枢神经兴奋剂，在使用初期，会让人特别兴奋。当身体产生抗药性后，就会出现情绪不稳定、产生幻觉、睡眠障碍等症状。这种药物容易让人成为"瘾君子"，而且戒断的过程十分痛苦，严重的还会出现焦虑、沮丧、疲倦、嗜睡、暴饮暴食等症状，这对身体健康是极为不利的。

★ 严重嗜睡

有的人以前睡眠时间不长，但吃了减肥药之后就变成了"睡猫"，总是觉得困乏，怎么都睡不醒，而且什么都没干就觉得特别累——这是PPA在"搞鬼"！

PPA即苯丙醇胺，虽然有治疗感冒和抑制食欲的作用，但其不良反应却是臭名昭著——容易引起过敏、心律失常、高血压、急性肾功能衰竭等严重的不良反应，长期服用含有PPA成分的药物甚至可能引发心脏病和脑出血。因此，想瘦的朋友在吃减肥药时一定要看清楚成分，坚决拒绝PPA！

★ 胃口变差、口干舌燥

有些减肥药有抑制食欲的作用，所以吃了之后容易胃口变差，觉得口干舌燥，吃不下东西，体重也随之下降。

减肥的女性可能会认为：少吃东西，减轻体重，这不正是我想要的效果吗？殊不知，尽管减肥药中的食欲抑制剂效果的确很显著，但引起的不良反应也数不胜数，如目眩、头痛、嗜睡，甚至心悸。长期服用还可能造成记忆力受损、意识模糊、心脏损伤等问题。

★ 呕吐、拉肚子

便秘是导致肥胖的重要因素之一，因而很多女性喜欢吃一些号称可"清除宿便"的减肥药，认为清除了宿便就能减掉小肚腩，减轻体重。这样想你就错了，当心很多清宿便的减肥药都含番泻叶等泻下药的成分。

泻下药虽然可以减少食物在肠胃中的停留时间及降低食物的吸收率，但是如果服用不当，会带来十分严重的后果：轻则出现腹痛、恶心、呕吐、拉肚子等症状，重则会引起月经不调、心烦意乱、脱水等全身症状。如果对服用含泻下药的减肥药物上瘾，一旦停用，不仅便秘症状更加严重，还会出现失眠、心烦、焦虑等问题。

★ 不停地跑厕所

吃了减肥药，的确能从镜子中看到自己瘦下来，但却可能发现自己变得多尿，成了厕所"酷跑"，而且肚子也不舒服，感觉又胀又痛。原因很简单，你服用的减肥药中含有利尿剂。

水是生命之源。在人体中，水的总比重占70%，大脑组织中水的比重达80%，而血液里的水则高达90%，就连骨骼里也有15%左右的水。减肥药之所以能让你体重下降，是因为它所含的利尿剂让你变得多尿，不停地上厕所把身体的水分排出来。由于尿中含有钾和钠，钾、钠元素一旦过多流失，容易造成人体电解质失衡，出现肌肉张力低下、腹胀、食欲不振、消化不良等症状，严重时还会引起低血压、低血糖等问题。

女人这样吃很"难瘦"

用吃来缓解坏情绪,吃完就后悔

女人是感性的动物,心情很容易被环境所左右:

工作出现了失误,被领导狠狠地批评了一顿,我的心情差到极点,我要大吃一顿,好好安慰一下自己;

跟相处了好多年的男朋友分开,我很伤心很郁闷,不停地吃东西,吃东西能让我觉得舒服,而且虽然吃了很多东西,我还是觉得饿,还想吃;

……

心情不好的时候就想吃东西,而且没有饱的感觉,越吃越凶,这实际上是典型的情绪化暴饮暴食。这种类型的人通常不是因为饿了才大吃特吃,而是想通过吃来转化或缓解自己糟糕的情绪。

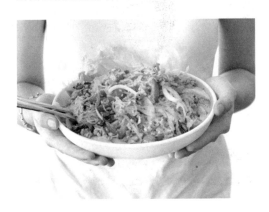

★ 为什么吃能让坏心情转好

当心情不好的时候,大脑中的神经递质——5-羟色胺就会减少。在心情不好的情况下,我们的身体就会接受到一种信号——改变现状,而吃东西能够促进大脑中5-羟色胺的分泌。

当我们感到压力大时,体内可能产生较高水平的皮质醇,这种应激激素往往制造出饥饿感,使人渴望进食。此外,人心情不好的时候不仅想吃东西,还特别嗜好甜食,如巧克力、蛋糕、冰激凌等。这是因为甜味能帮助激活人体内的开心物质,有助于缓解压力,振奋精神。

如电影《瘦身男女》中,郑秀文为了摆脱精神的空虚,选择不停地吃东西,越是空虚,吃得也就越多。看着镜子里的自己越来越"肉肉",她伤心无比,但自控能力偏偏很差,于是又用吃来安慰自己。吃完又很懊悔,告诫自己不能再这样下去了,而等到极限时又会陷入情绪化暴饮暴食的恶性循环中。

★ 情绪化暴饮暴食坏处多

食物能给人安慰感，大吃特吃之后，心情是变好了，但很快也会出现很多严重的问题——肥胖、消化系统功能紊乱，严重的甚至会引发胃肠疾病。

经常情绪化暴饮暴食，让你吃进比平时更多的食物，这样不免会让你摄取过多的钠，而钠有吸水的特性，会让你"肿"起来。另外，暴饮暴食还让你吃进了多余的碳水化合物，这些碳水化合物会转化成脂肪，储存在体内，使你的体重增加。

为了缓解情绪问题而暴饮暴食，让饮食变得不规律，这对肠胃也是一个极大的伤害。暴饮暴食让你吃进了很多食物，这些食物比你平时的食量要多得多，也就意味着肠胃需要花更多的时间和力气去消化。肠胃跟大脑一样，都需要一定的休息时间，如果长时间处于工作状态，得不到休息，无法进行自身修复，很容易造成消化不良、消化功能紊乱等肠胃疾病，甚至会引发"过劳死"。

如果你经常暴饮暴食，一定要时刻提醒自己暴饮暴食的危害，并更换其他方式解决情绪上的问题，让肠胃充分休息，使肥胖、胃肠疾病远离自己。

★ 压力也会让你变胖

即使你设法不吃油腻的、含糖多的食物，但当压力叩响你的大门时，你仍旧会增肥。为什么呢？压力会鼓励你的身体存贮脂肪，而毫不顾忌你的饮食和运动习惯。当压力激素在你全身循环时，你的体内就开始储存热量堆积脂肪了。而且当处于强压力状态时，血糖会避开体内正常化学反应，因而不能被燃烧或消耗掉，反而变成脂肪存储起来。

压力除了使你的身体存储更多的脂肪外，它还会改变脂肪存储的位置。研究表明，超重妇女的一生中要受到许多压力，通常这些压力把脂肪存储在她的腹部，而非大腿部和臀部。所以，要避免肥胖和压力的联系，你除了养成良好的饮食和运动习惯之外，还要付出更多的努力。你必须学会怎样对付压力。

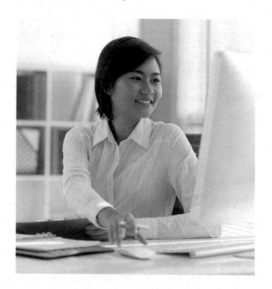

★ 用健康的方式解赶走坏情绪

当你感到有压力或者心情沮丧，想纵容自己吃东西时，要有意识地提醒自己：我又要陷入情绪化暴饮暴食的泥潭了！不行，我要做点什么来转移一下注意力。

运动可以让你挥汗如雨，也能让你的沮丧或压力随汗水流走。因为运动时身体会释放内啡肽，内啡肽是著名的"快乐物质"，它可以振奋情绪，帮助你改善心情，还能提升免疫系统能力。所以，当你心情不好的时候，不妨跟朋友打打球，也许运动和老友相聚能让你的心情有所改善。

面对情感上的"饥饿"，一定要有信心去面对，相信自己可以控制。情感上的"饥饿"很容易让你误以为是胃饿了，这时需要释放自己的控制潜能，告诉自己感觉饿是假象。

同时，尽量远离食物。如果食物就在眼前，很容易让你心猿意马。如果你实在无法控制住内心对食物的渴望，要尽量避免吃高热量、高脂肪、高糖分的食物，如薯条、薯片、巧克力等，因为这些食物很容易让你吃进过多的热量和脂肪，对瘦身计划毫无好处。你可以吃一些富含膳食纤维和维生素 C 的水果、蔬菜，它们热量低，即使多吃，吃进的更多是水分，只要适当运动，就能将它们排出体外。

另外，你还可以听听音乐，找朋友倾诉，看自己喜欢的书，或者去环境优美的地方散步，以此转移自己的注意力，这样，消极的情绪就自然而然地消散了。

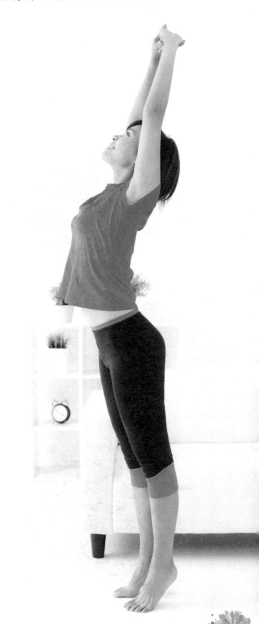

当你感到身心疲惫，抑郁、沮丧的情绪不断袭来时，不妨试试下面这些能够缓解低落情绪的食品。

感觉压力时的首选食品：菠菜

营养学家认为，菠菜中含有丰富的镁，而镁是一种能使人头脑和身体都得到放松的矿物质。除菠菜外，其他墨绿色、多叶的蔬菜也都是镁的主要来源。

烦恼易怒时的首选食品：陈皮

中医认为易怒是气郁于肝导致的，而陈皮有理气健脾、燥湿化痰的功效，可以促进胃液分泌、帮助消化，调节血液循环，有助于消除烦恼，控制愤怒的情绪。

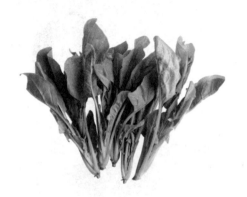
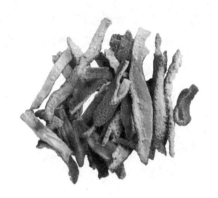

异常愤怒时的首选食品：瓜子

瓜子富含可以改善坏心情的维生素 B_1 和镁，可以令你血糖平稳，保持心情平静。

焦虑、神经质时的首选食品：燕麦

燕麦中富含维生素 B_1，维生素 B_1 有助于稳定中枢神经系统，使焦虑的情绪安静下来。

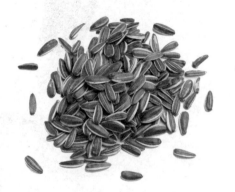
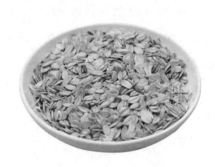

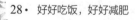

感到委屈、情绪低沉时的首选食品：香蕉

工作中难免会遇到自尊心受挫的时候，而意志消沉的情绪与5-羟色胺水平低有关。5-羟色胺是一种来源于色氨酸的有机物。香蕉含有较多的色氨酸，所以，情绪低落时细嚼慢咽地吃上一根香蕉，有助于改善情绪。

心烦焦躁时的"开心果"：苦瓜

苦瓜有利口健胃、清暑涤热、明目、解毒及降血糖的功效。可将苦瓜顶切开，除去瓜瓤，装入绿茶，阴干后切碎，和茶一起泡水饮，每日3次，可有效缓解心烦焦躁的症状。

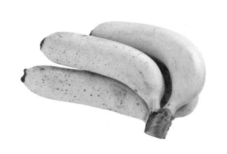

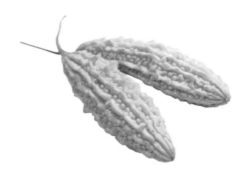

反应慢、昏昏欲睡时的首选食品：鸡蛋

鸡蛋中富含胆碱，胆碱是B族维生素复合体的一种，食后可以提高记忆力，使注意力更加集中。另外，鸡蛋内还含有人体正常活动所必需的蛋白质，可以令人轻松度过每一天。

让人打起精神的食物：全麦面包

全麦面包有助于提高大脑色氨酸水平，而色氨酸对人的情绪和精神状态具有很强的改善作用。

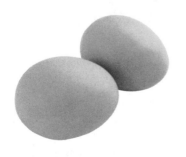

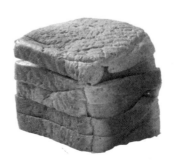

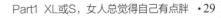

挑食伤身，会让你营养不良

★ 挑食让营养失衡

我们身体的营养就像一块跷跷板，只有多样化的食物平衡，这块跷跷板才能保持平衡，从而确保我们身体的各项功能正常运行。挑食容易导致某种营养素缺乏或摄入过多，使营养这块跷跷板出现"一边倒"的情况。

不爱吃肉让你缺少蛋白质。肉类中含有丰富的蛋白质，如果因为不喜欢吃肉而长期拒绝它，必然会造成蛋白质供应不足。当蛋白质的摄入无法满足机体的需求时，会造成人体造血能力降低，红细胞减少，引发贫血，而长期贫血又会影响身体的代谢。

不爱吃蔬菜、水果，不仅让你缺少维生素，而且容易造成便秘。蔬菜、水果是维生素的绝佳来源，如果很少吃，很容易造成身体缺乏维生素，而维生素是身体构成和能量、脂肪代谢必不可少的物质。另外，蔬菜和水果中富含的膳食纤维能帮助肠胃蠕动，如果长期摄入不足，很容易造成便秘。众所周知，便秘是引发肥胖的"元凶"之一。只爱吃肉不爱吃蔬菜，对身体健康也是不利的。肉类属于酸性食物，蔬菜水果属于碱性食品，只有均衡摄入，才能保证人体酸碱平衡，或者是保持身体偏碱性。而长期吃肉会让身体体液偏酸性，使身体的内环境被打乱，免疫力下降。

还有的人特别喜欢喝可乐、雪碧等碳酸饮料，喜欢吃甜食。这些食物都属于高糖分、高热量食物，而人体摄入过多的糖分、热量，会抑制身体对其他营养素的吸收，造成营养不良。

★ 多样化饮食才健康

想减肥，不挑食、食物多样化是最重要的。同时每天的饮食要以谷类为主，多吃非精加工食品，如早餐吃两片全麦面包即可摄入人体所需的维生素 E 和维生素 B_2（早餐再喝一袋奶，配合每天的饮食，基本能满足一天所需钙质）。

为了保持健康，主食（以谷类、薯类、杂豆为主）以每天摄入 250~400 克为宜。不过，如果你当天的活动量比较大，如参加了运动、从事了体力劳动，那么还可以适当增加。

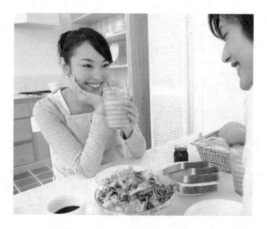

★ 减肥食谱要保证营养平衡

大多数减肥食谱往往只考虑能量，而不能维持营养的平衡。假如这样为了减肥而减肥，就会得到相反的结果。鉴于此，为了维持营养平衡，必须牢记下面四类食品，它们在减肥食谱中不能缺少。

分类	内容	营养成分	注意事项
第1类	牛奶、奶酪、酸奶酪等奶制品、蛋类	这些食品含有丰富的钙、维生素、矿物质及极易被吸收的优质蛋白，是矿物质的最重要的来源。矿物质是骨骼、牙齿的主要成分，是不能缺少的	本类食品中含有很多的脂肪，如果吃得过多就摄入了大量的能量，所以控制体重的人要选择脱脂或低脂的奶制品
第2类	含有丰富蛋白质的牛肉、猪肉、鸡肉等肉类，鱼、贝、乌贼、虾等鱼贝类，以及大豆、豆制品	以血液、肌肉为代表，我们的身体几乎可以说是由蛋白质构成的。在我们身体内，分解从食物中获得的蛋白质，生成氨基酸，然后用这些氨基酸合成身体需要的蛋白质。所以说，蛋白质代谢是体内物质代谢的中心	蛋白质一旦不足就要发生各种障碍，蛋白质是绝对不能缺少的。蛋白质的主要来源是肉类，而肉类也含有较多的脂肪，有些部位还含有较多的胆固醇，摄入过多的话，对健康没有好处。为了维持平衡，请注意多食用一些鱼肉和豆腐等高蛋白质食物
第3类	绿色蔬菜、淡色蔬菜、海带、蘑菇，也包括薯芋、水果等	蔬菜和海带、蘑菇富含维生素、色素、食物纤维，而且含能量很低。维生素等营养物质对机体的营养作用非常巧妙，其作用就好比润滑油一样。对它的需要量虽然很少，但机体内却不能合成，必须从食物中直接摄取。食物纤维具有排出毒素、废物的作用。本类食物含有这些重要的成分，所以要多吃些	高能量的薯芋、水果（含有较多的果糖）不宜摄入过多
第4类	除米饭、面包外，还包括油脂、砂糖、酒类、糕点等零食	含有较多的糖类、脂肪，是产生热量、维持生存所必需的能量的主要来源，是人们的饮食中最基本的成分。我们以米饭或面包为主食，就是这个原因	虽然都是糖类，但是大米、小麦与酒类、糕点的性质却差别很大。酒精只含能量不含营养，糕点除碳水化合物外，还含有较多油脂，都应尽量少选

三餐失调，会让女人越吃越胖

爱美之心人皆有之，但健康才是美丽的基础，因此，一定要遵守"早餐吃得好，午餐吃得饱，晚餐吃得少"的原则，如果三餐失调，不但影响健康，而且会越吃越胖。

★ 早餐要吃得好

很多人觉得不吃早餐能帮助减少热量的摄入，进而帮助减肥，其实这种观念是错误的。

不吃早餐，不仅不会帮助你减肥，还会阻碍你的瘦身计划。这是因为当我们进入睡眠状态时，新陈代谢也进入"休眠模式"。当我们醒来时，需要补充一些能量，启动处于"休眠模式"的新陈代谢，这样才能有效消耗身体的热量。但如果长期不吃早餐，新陈代谢速率无法恢复正常，这样就无法正常消耗身体的热量了，继而会造成脂肪堆积。

如果你不吃早餐，午餐又相对简单，很容易造成营养不良。身体缺乏蛋白质等营养元素，会引起脂肪在肝脏沉淀。再加上新陈代谢速率慢，身体无法消耗的热量就会转化成脂肪。这些脂肪沉积在皮下时，就会让你看起来肉嘟嘟的。

★ 午餐要吃得饱

很多人因为忙碌、中午休息时间少、减肥等多种因素，午餐常凑合着吃甚至不吃，这对健康是极为不利的。

很多女性因为怕胖，午餐就随便用零食打发。正常吃午餐可以保证下午精力充沛地工作、学习，而不吃午餐，身体中的能量不足，下午就很容易出现倦怠、乏力的症状，日子久了，还很容易患上低血糖、贫血等疾病。

大多数人为了赶时间而吃快餐，而且匆匆忙忙几分钟搞定，这对健康也是极为不利的。此外，快餐中的油脂、盐分含量都很高，长期食用，容易导致甘油三酯高、低密度脂蛋白降低，引发一些退行性疾病，如高血压、糖尿病等。

由于午餐吃得不好，很多人把希望寄托在晚餐上，想在晚餐时大补一顿，以弥补早餐、午餐吃不到可口饭菜的遗憾。但晚餐吃得过多，很容易引发身体代谢紊乱以及胃纳差等消化系统疾病。其实，合理分配一日三餐是非常重要的，而午餐在三餐的饮食分配比例上应占40%左右。因此，午餐千万不能凑合着吃。

★ 晚餐要吃得少

随着生活节奏的加快，很多家庭习惯了"早餐马虎，午餐应付，晚餐丰富"；有些人很少回家吃饭，一下班就辗转饭局之中，吃喝几个钟头，然后醉醺醺回家倒头就睡；不少上班族加班熬夜之后，把晚餐、夜宵一起吃……这些都是不健康的晚餐方式，存在众多健康隐患，是引起许多疾病的"罪魁祸首"。

晚餐食物中的大量钙质进入人体后，一部分被小肠吸收并输送至全身，另一部分则滤过肾小球进入泌尿道排出体外。人体的排钙高峰期为饭后4~5小时，如果晚饭吃得太晚，或者吃完倒头就睡，排钙高峰期正值睡眠期，这时人体的新陈代谢速率缓慢，尿液中的钙质就会蓄积在输尿管和膀胱，继而沉淀，形成不易排出人体的尿路结石。

晚餐吃得太晚，吃完不久就睡觉，机体新陈代谢速率变慢，身体对热量的消耗随之降低，多余的热量就会转化成脂肪堆积在体内，长此以往就会引起肥胖。另外，睡眠中肠胃蠕动会变得缓慢，消化能力会减弱。因为晚餐中吃入很多食物，为了消化掉晚餐中吃入的食物，胃会整晚蠕动，而肠胃整晚蠕动，会使你早上觉得很饿，从而吃进很多东西，摄入了过多的热量，这对瘦身是极为不利的。

晚餐的时间最好安排在晚上6点左右，尽量不要超过晚上9点。当然，具体时间可根据自己的作息时间进行调整。例如你晚上11点睡觉，那吃饭时间要安排在睡前4~5小时，即晚上7点左右，以使晚餐吃的食物能充分消化。

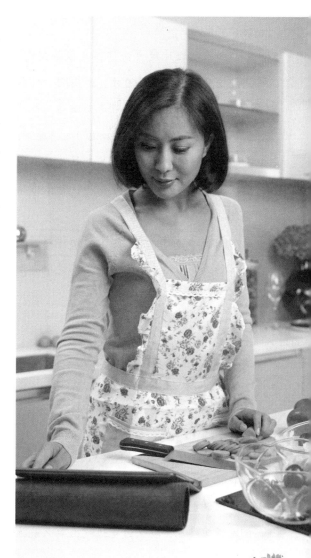

狼吞虎咽，不知不觉就吃多了

★ 细嚼慢咽，边吃边瘦

在我们的大脑中枢里，有控制食量的饱食中枢和饥饿中枢。大脑中负责控制摄食的神经元位于下丘脑。下丘脑接收到增加食欲的调控信号，便刺激饥饿中枢提高食量；收到抑制食欲的调控信号，便刺激饱食中枢减少食量。

如果吃饭速度太快，甚至狼吞虎咽，快过饱食信号的传递速度，则明明所摄取的食物分量已经足够，可是大脑却尚未接到饱食信号，所以在"不知饱"的情况下，会不知不觉地继续吃喝，甚至最后过度摄食。长年累月如此过度吃东西，身体当然会肥胖起来。

吃饭时细细咀嚼，咀嚼的动作会刺激人体的饱食中枢，让你在不知不觉中有了饱腹感，从而控制食量。同时，吃饭时细嚼慢咽还能让身体各个器官有规律地"动起来"，帮助燃烧体内多余的脂肪。

另外，在消化过程中，咀嚼是第一道工序。食物只有被充分咀嚼，才更容易被胃肠道消化吸收。因此，吃饭时要细嚼慢咽，做个优雅的淑女，不仅能让你边吃边瘦，同时还保护了你的胃。

狼吞虎咽不可取

1. "狼吞虎咽"使食物没有得到充分咀嚼就进入胃肠道，胃肠道需要消耗更多的时间去消化这些食物，久而久之，胃肠道负担过重，容易诱发疾病。

2. "狼吞虎咽"还会影响营养成分的吸收。实验证明，"粗嚼"者比细嚼者要少吸收蛋白质13 %、脂肪12%、纤维素43%。

★ 让吃饭速度慢下来，有益身心

早餐两步走

老话说得好：早睡早起身体好。早起半小时，就有时间慢慢吃早餐了。但是，现在很多人晚上睡得比较晚，早上宁肯多睡2分钟也不愿意早起，结果造成早餐时间被严重挤压，要么边走边吃，要么就狼吞虎咽几分钟搞定。那么，早餐怎样吃才能放慢速度呢？可以分两步走：第一步，在出门前先吃得简单一些，如牛奶加面包，可以在5分钟的时间内结束战斗；第二步，到办公室后，工作一段时间，然后进行少量加餐，吃一些水果、坚果或酸奶。这样相当于延长了早餐的时间，又增加了食物的品种，补充了早餐的数量，让营养品质得到提升。

更为重要的是，这样分步走，能有效预防午餐前的饥饿，避免午餐时因为太饿而多吃。

放松心情吃午餐

在中午吃饭前要调整好心情，暂时把注意力集中在吃饭上面，忘记与吃饭无关的事情。在吃饭之前，先做一个深呼吸，排除大脑中的杂念，告诉自己要好好吃饭，认真咀嚼，提醒自己每一口都要比平时多咀嚼几次，这样自然而然就能放慢吃饭的速度。

蔬菜粗粮做晚餐

晚餐时不妨以蔬菜、粗粮为主，因为蔬菜和粗粮是最需要咀嚼的，它们能让你吃饭的速度慢下来。尤其是凉拌蔬菜，可以说是速度的"克星"，因为生蔬菜如果不经过咀嚼，吞咽起来会比较困难。

如果跟家人、朋友一起吃饭，食物品种更多样，再加上心情放松，大家谈笑风生，吃饭的速度就会自然慢下来，让你不知不觉中只吃了一点儿食物就觉得饱了。

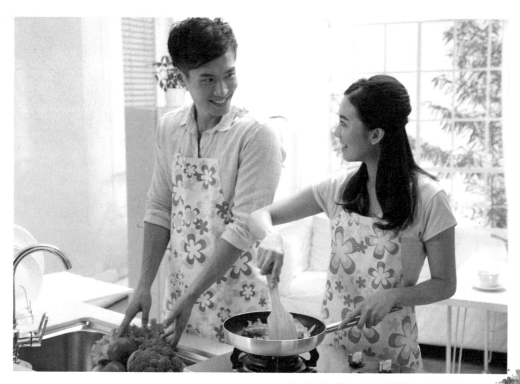

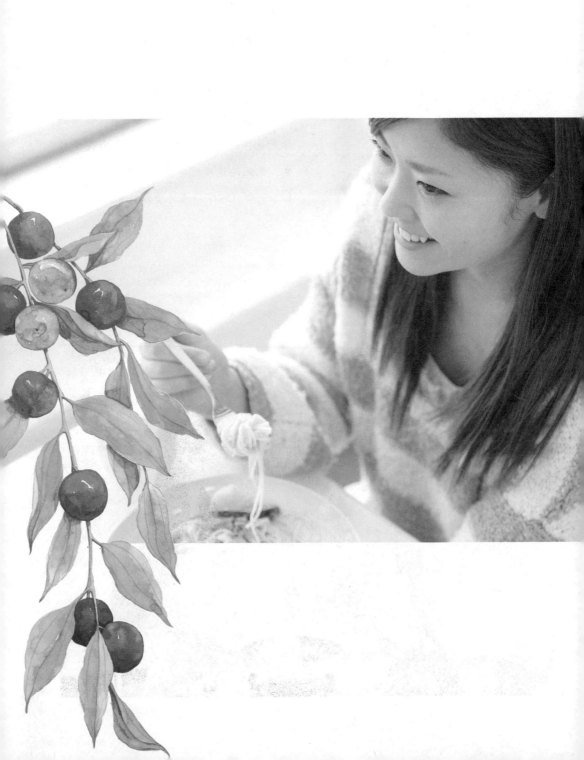

Part 2

科学瘦身，
好好吃饭就能变苗条

其实，只要看透瘦身的真相，

掌握吃的技巧和秘诀，

你会惊喜地发现：

苗条并不是遥不可及的，

吃得多不一定会变胖。

要做苗条女子，全面摄取营养是前提

我们的身体由皮肤、毛发、肌肉、内脏等多种"零件"组成，它们既相互独立，又有千丝万缕的联系。这些"零件"由于构成和分工的不同，所需要的营养也不同。而各种各样的营养素就像润滑油一样，游走在我们的身体里，滋润着我们身体上的各个"零件"，让这些"零件"正常运作，让我们的身体保持活力。

人体所需要的营养素高达 40 多种，其中，蛋白质、脂肪、碳水化合物、维生素、矿物质、膳食纤维和水是人体必需的七大营养素。只有营养全面，才能让这台"仪器"正常运作，造就最健康的身体。如果缺乏某一种营养素，就可能使某个"零件"的运作缓慢或者失灵。身体健康是减肥成功的前提。因此，如果你的确需要减肥，那么，在减肥的同时，一定要注意均衡全面地摄取营养，这样才能保证减肥的顺利进行。

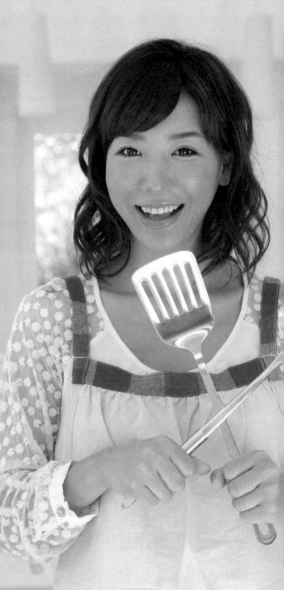

蛋白质：减肥必不可少的营养素

蛋白质是生命的物质基础，机体中的每个细胞和所有组成部分都有蛋白质参与——人体酶、激素的合成与制造，肌肉、内脏、血液和皮肤的修复，都需要蛋白质的参与和支持。

如果你想减肥，蛋白质更是必不可少的营养素。因为脂肪的代谢需要蛋白质，如果缺少蛋白质，脂肪不但会很难燃烧，而且会囤积得更多。

那么，日常生活中，我们每天摄取多少蛋白质才算适量？可不可以通过食物补充？

对于大多数人来说，每天60~65克的蛋白质便可满足身体的需求。如果不是特别需要，就不要一味摄入过多的蛋白质，以免加重肾脏负担。想要减肥的女性，要控制好对蛋白质的摄取，每天的摄取量最好不要高于每千克体重1克的比例，如果摄取多，则很有可能转化成脂肪被储存起来，于是摆脱脂肪就成了一句空话。补充蛋白质，通过正常的膳食即可满足，不需要通过药物额外完成。蛋白质最主要的食物来源包括：肉类、蛋类、禽类、鱼类、奶制品、豆制品和坚果类。这些食物是优质蛋白质的理想来源，它们所含的蛋白质容易被人体消化吸收。此外，粮食、蔬菜、水果中也含有一定数量的蛋白质。

脂肪：适量的脂肪能限制食物的摄取

很多减肥者将脂肪视为最大的敌人，在家做菜不放油，在外就餐时也要将菜放进白开水里"洗一洗"再吃。其实，身体就像一辆汽车，需要油才能发动，而脂肪就是人体必需的"油"，适量摄入不仅能让人体这辆"汽车"发动起来，而且对减肥有很大的益处。

脂肪是最重要的能量物质，适量摄入能为你提供足够的能量。如果膳食中完全限油，很容易造成能量不足，影响我们的生活、工作和学习等。

对于女性来说，脂肪更是必不可少的营养元素：一定量的皮下脂肪有利于完美体型的塑造和皮肤的养护。一味地追求"骨感美"，很可能会让你付出健康的代价。脂肪还能促进身体对维生素A、胡萝卜素、维生素D、维生素E等脂溶性维生素的吸收。因此，想要减肥，一定要走出"绝油"的误区，改为少吃动物油脂即饱和脂肪酸，摄入适量的含有亚油酸和亚麻酸的植物油。

那么，我们每天应摄入多少脂肪呢？通常，减肥者每天摄入的脂肪，其产热量以占总能量的25%以下为宜。如果具体到食物，则每天应吃150克瘦肉、20~25毫升植物油、1个鸡蛋和250毫升牛奶。

碳水化合物（糖类）：有好和坏之分

碳水化合物被很多肥胖者视为"公敌"，因为它不仅是热量的主要来源，还是血糖的主要"创造者"，过多摄入会积累过多的能量，转化为脂肪，从而引发肥胖，甚至导致糖尿病。

其实，碳水化合物也是我们身体中不可缺少的一部分，它参与机体新陈代谢过程，帮助肝脏分解毒素，对抗酮体等。碳水化合物的作用是蛋白质、脂肪所不能完全替代的。碳水化合物其实并不是导致肥胖的真正原因，我们应该用辩证的态度来看待它。

事实上，肥胖的真正原因是能量过剩，而不是哪种营养物质过多所致。除葡萄糖、蔗糖等单糖以外的富含碳水化合物的食物，如粮食、蔬菜、水果等，从某种角度上讲，对于控制肥胖还是非常有益的。

碳水化合物有"好"也有"坏"，"好"碳水化合物能帮助你减肥，而"坏"碳水化合物才是让你发胖的潜在祸源。

"坏"碳水化合物食品是指经过精加工、纤维含量少的碳水化合物食品，包括白面包、白米饭、烘焙的糕点饼干、比萨的饼皮，等等。它们虽然也含有一定的营养，但因为经过精加工，纤维素含量少，淀粉含量多，如果经常食用，会让你的血糖快速上升，刺激胰岛素大量分泌，长此以往，胰岛素会因负荷过重而工作失灵，形成"胰岛素阻抗"，让脂肪在身体中大量囤积下来，造成肥胖。

"好"碳水化合物指的是富含膳食纤维的蔬菜、豆类、部分水果及全谷类食物。这些食物进入人体后，能延缓血糖的上升，对胰岛素的水平影响也很小。特别是全谷类食物，如糙米、燕麦、大麦等，富含完整的纤维质，容易让你有饱腹感，有助于控制血糖，缓解饥饿，从而限制过多地进食。

现在让我们再来对富含多糖类食物、纯糖类食物和高脂肪的食物做一下比较：

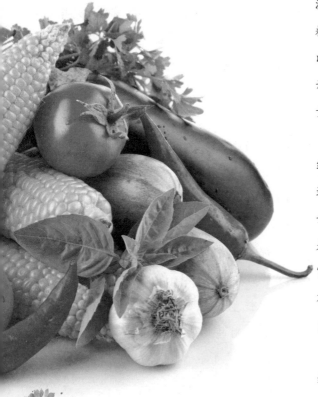

种类	多糖类食物	纯糖类食物	高脂肪食物
常见食物举例	粮食、蔬菜、豆类、水果	糖、含糖饮料、糕点、糖果、蜜饯	油炸食物、动物脂肪、植物油
相同重量食物产生的能量	少	较多	最多
相同能量食物的体积	大	小	小
相同能量食物食后的饱腹感	强	弱	较强
相同能量食物耐饥饿的程度	高	一般	高
营养素种类	丰富（维生素、矿物质、膳食纤维等）	单一	单一

由此可以看出，富含多糖类的食物相对于脂肪含量高的食物来说，体积大，热量低，且含有较多种类的其他营养素，能在满足人的饱腹感的同时，减少热量摄入，提供更多的营养素。而纯糖类食物和高脂肪食物正好相反，热量高，体积小，营养素单一，这些食物吃得太多，容易让你发胖。

所以，碳水化合物并不是你发胖的根源，控制摄入食物的总热量、选择适合于你的碳水化合物食物、增加运动才是避免肥胖的关键。如果你想保持身材，请在控制膳食总热量的前提下，合理搭配足够数量的碳水化合物，让碳水化合物的热量比例占到全天总热量的55%～60%。最好选择以谷类、蔬菜和水果为主的多糖类食物，并限制食用糖的摄入，包括甜的糕点、糖果、蜜饯和饮料等。

维生素：帮助能量代谢

维生素是维持机体正常生理功能必不可少的物质，一旦缺少它，身体功能就会出现异常。维生素本身没有热量，有的还能帮助能量代谢，如B族维生素能够促进脂肪、蛋白质、碳水化合物的代谢，具有燃烧脂肪、避免脂肪囤积的功效。

维生素主要有以下两种类型：一种是水溶性维生素，包括B族维生素和维生素C等。其中，谷类、奶制品、肉类、动物肝脏等是B族维生素的主要来源，新鲜的水果、蔬菜是维生素C的理想来源。

另外一种维生素是脂溶性维生素，包括维生素A、维生素D、维生素E、维生素K等。这类维生素主要存在于油脂、奶制品、肉类、全谷制品、坚果类食品中。

矿物质：让脂肪燃烧得更快

矿物质在人体中的比例只有4%，虽然很少，但它对人体的意义却十分重大，如在酶的分泌、细胞的运作及代谢中，矿物质都承担着极为重要的角色。

矿物质能促进新陈代谢，让脂肪燃烧得更快，让你瘦身的效果"杠杠的"！新陈代谢不仅需要食物提供热量，还需要酶的参与——酶能促进代谢等化学反应。而矿物质是酶的活化剂，能让酶的分泌变得更加"活泼"。酶有了活力，新陈代谢必然随之提高，热量的消耗也会增加，人也就容易瘦下来了。

钾能让你告别水肿，轻盈无负担地做个瘦美人。有的人并不是真的胖，只是身体中水分比较多，所以显得比较"臃肿"。这是因为细胞中的钠比钾多，而钠有吸水的特性，才会造成身体水分过多，变得水肿。而钾有促进钠排泄的作用，如果身体摄入了足够的钾，就会促使身体中多余的钠被排出体外。人体钾、钠平衡了，身体不"肿"了，胳膊、腿等也就告别"粗壮"，瘦下来了。钾还能让便秘"遁形"，体内干净了，瘦身就不再是难事。

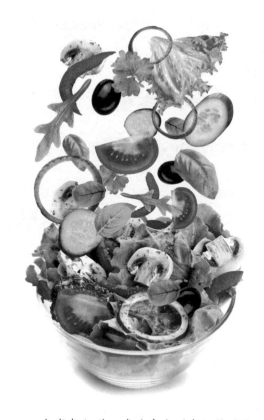

大家都知道，多吃富含膳食纤维的水果和蔬菜，能改善和缓解便秘。但是，有的人发现，减肥时即使常吃蔬菜水果，也会遭受便秘的困扰，这可能是因为钾摄入不足。排便时需要腹部用力及肠胃蠕动，而钾能刺激肌肉收缩，促进大肠纵向蠕动，将食物送到大肠的底端。因此，想瘦，还要瘦得漂亮、瘦得健康，就一定要摄取足够的矿物质。

矿物质的分类

宏量元素	钙、镁、钾、钠、磷、硫、氯7种元素含量较多，占矿物质总量的60%~80%
微量元素	铁、铜、碘、锌、硒、锰、钼、钴、铬、氟、镍、锡、钒、硅共14种，存在量极少，在机体内含量少于0.01%

膳食纤维：兢兢业业的人体"清道夫"

膳食纤维不能被人体吸收，它在人体内发挥着"清道夫"的功能，是人体的"健康卫士"。

膳食纤维进入胃后，能吸水膨胀，形成较大的体积，让人产生饱腹感，让你不觉得饿，从而让你少吃东西。

膳食纤维能促进肠胃蠕动，促进排泄，对预防和缓解便秘很有益处。同时食物中的膳食纤维需要咀嚼，能放慢人的进食速度，避免暴饮暴食。

膳食纤维的分类

可溶性纤维	包括水果中的果胶、海藻中的藻胶以及由魔芋中提取的葡甘聚糖等
不可溶性纤维	包括纤维素、木质素、半纤维素等，主要存在于糙米、燕麦、荞麦、莜麦、玉米等谷物的表皮中。此外，水果的皮核、蔬菜的茎叶、豆类及豆制品等也含有大量不可溶性纤维

水：生命之源

水是生命之源，是人体必需的营养元素之一。水是良好的溶剂，多数营养素都能溶于水中，通过水运输至身体各个器官，从而维持身体各项功能的正常运行。如果过分限制水的摄入，会导致营养素浓缩，不利于运输，不利于维持正常的身体功能。

因此，日常生活中，我们要适量补充水分。但要注意，最好喝新鲜的白开水。白开水是天然状态的水经过多层净化处理最后煮沸得来的，水中的微生物已经在高温中被杀死，而水中对人体有益的钙、镁等矿物质流失较少，因而喝白开水是摄入水分的最佳选择。

健康饮水时间表

6:30	经过一整夜的睡眠，身体开始缺水，起床之际先喝一杯水（250毫升左右），可润滑肠道，促进肠胃蠕动，帮助肾脏排毒
8:30	清晨从起床到办公室的过程，时间总是特别紧凑，情绪也较紧张，身体无形中会出现脱水现象，所以到了办公室后，记得先喝一杯水（250毫升左右）
11:00	在办公室工作一段时间后，一定要再给自己补充一日里的第三杯水
12:50	用完午餐半小时后喝一些水，可以促进消化
15:00	以一杯健康矿泉水代替午茶与咖啡等饮料能够帮助你提神醒脑
17:30	下班离开办公室前，再喝一杯水，增加饱足感，吃晚餐时自然就不会暴饮暴食了
22:00	睡前半小时再喝上一杯水，但不要一口气喝太多，以免晚上因勤上厕所影响睡眠质量

关于瘦身，美女要遵守的饮食原则

关于瘦身，可以把人体比喻为机器，那么新陈代谢就是这台机器的发动机。发动机正常运转，燃烧热量，才能保证机器的正常运行。如果发动机运转速率缓慢，耗油量降低，机器里就会出现剩余的油。对于人体而言，要消耗掉身体内多余的"油"，就要提高体内新陈代谢的速率，这样才能实现真正的瘦身。

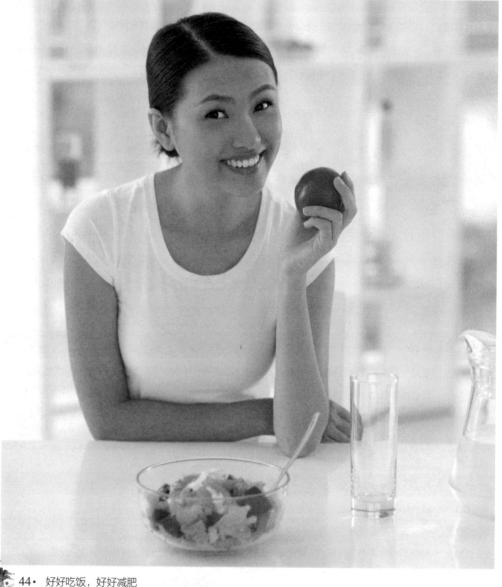

按照平衡膳食宝塔制定每日餐单

美食当前却不敢放开肚皮吃喝，是减肥中的女性心中永远的痛。其实，只要参照"中国居民平衡膳食宝塔"来制订每日的膳食计划，吃得健康与吃得美味就不会矛盾了。

平衡膳食宝塔由五层组成，包含了我们每日应吃的五大类食物。宝塔中各类食物的组成是根据全国营养调查中居民膳食的实际情况计算的，而各类食物的建议摄入量指食物的生重。

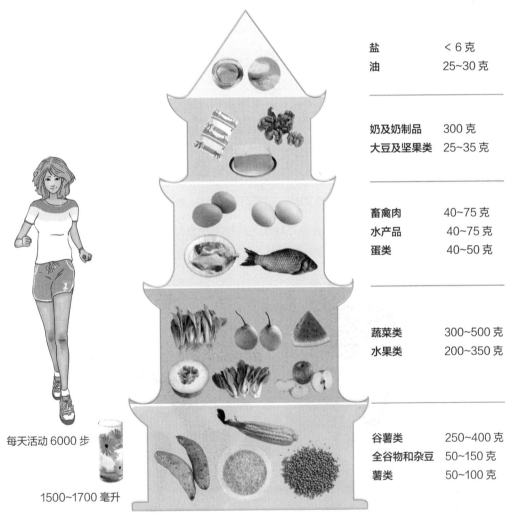

盐	＜6克
油	25~30克
奶及奶制品	300克
大豆及坚果类	25~35克
畜禽肉	40~75克
水产品	40~75克
蛋类	40~50克
蔬菜类	300~500克
水果类	200~350克
谷薯类	250~400克
全谷物和杂豆	50~150克
薯类	50~100克

每天活动6000步

1500~1700毫升

中国居民平衡膳食宝塔图解（2016）

少食多餐永远是瘦身的不二法门

少吃多餐是将原来一日三餐的总量分成多餐来吃。由于空腹时间短，经常使胃里有饱腹感，不饥饿，也就不易产生吃糖果和糕点的食欲，从而便于控制总热量的摄取量，可以防止脂肪堆积。少食多餐永远是减肥的不变法则。

另外，空腹的时间越短，进食的欲望便会大大降低。如果一日只吃三餐，每餐间隔的时间相对较长，当体力消耗过大时，容易使人的饥饿感增强，从而导致过量进食。一日吃五餐，每餐间隔的时间相对较短，就能一定程度上避免过量进食。而且少吃多餐摄入的总热量与一日三餐相同，但新谢率却要高出一日三餐。需要注意的是，加餐要分清主次，要以正餐为主，加餐为辅。加餐也要适量，不能太多，以免影响正餐的摄取。在餐次安排上，正餐是必不可少的，一天至少要有三次正餐，加餐则可以根据正餐的进食情况，作为调剂和补充。建议将早餐中的煮鸡蛋"匀"到加餐时吃，把午餐的馒头挪到下午三四点的时候吃，或者减少三餐热量的摄入，额外补充低热量食物。

不论是正餐还是加餐，合理选择和搭配食物很关键。饮食安排要有全局观念，以求得总体均衡。比如，正餐饮食比较清淡时，加餐可以少量补充坚果类零食（此类食品含油脂量高）；正餐饮食比较油腻时，加餐就不能再选择坚果类食品，而应选择蔬菜或水果。

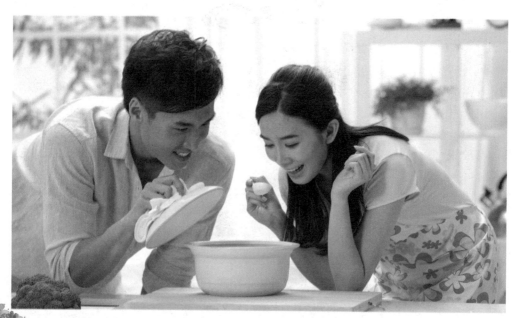

一起来看下面表格中的一日多餐方案：

进餐时间	意义	食物选择建议
6:00~9:00 早餐	早餐是开启一天工作与生活最重要的一餐，不能吃得太随便。要吃富含碳水化合物的主食，保证上午的思维活力，富含优质蛋白质的早餐可以帮你有效地抵抗饥饿	牛奶、鸡蛋、火腿，搭配新鲜水果和燕麦粥就是不错的早餐
10:30 小零食充饥	此刻若是觉得有点饿了，可以选择一些低糖分的零食，如水果、酸奶等	酸奶酪、苹果、低脂牛奶、豆腐干等
11:30~13:30 午餐	午餐在一天中起着承上启下的作用，要吃得种类丰富而营养均衡。鱼虾、瘦肉是优质蛋白质的最好来源，足量的蔬菜可以防止因膳食纤维缺乏引起的便秘	杂粮饭、鱼虾、贝类、鸡胸肉、新鲜的绿叶菜等
16:00 下午茶	肠胃到此时会有一个定时的饥饿装置启动，为此可以事先准备好补充能量的食物，防止晚餐时因饥饿而暴饮暴食，既瘦身又解馋	杏仁、开心果、奶制品、水果、烤红薯或玉米等
18:00~20:00 晚餐	晚餐的食物宜富含蛋白质、维生素和少量脂肪，如芦笋配瘦牛肉＋红豆粥这样的搭配，既营养，又有美容瘦身的功效	粥、豆制品、各种蔬菜等

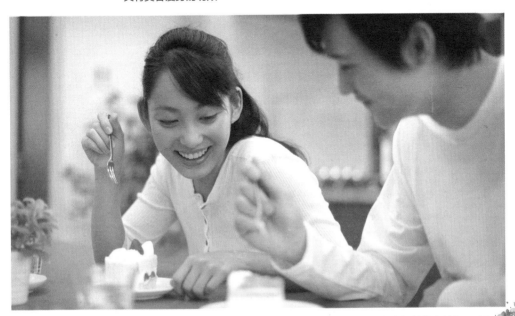

粗细搭配，要美丽也要健康

粗粮主要包括玉米、高粱、小米和各种豆类，以及没有经过精细加工的粮食。粗粮的代表食物有：小米、黄米、大麦、荞麦、玉米、高粱、青稞，黄豆、毛豆、蚕豆、绿豆、红豆、豌豆，土豆、红薯、山药、栗子、菱角等。

与粗粮相对，细粮包括大米、小麦，以及经过精加工后的粮食。细粮的代表食物有：稻米、小麦。稻米又分为大米和糯米。粗粮和细粮在营养上各具特色，口感也各有千秋。水果和蔬菜也属于精细食物的范畴。

因为加工相对简单，粗粮中保存了许多细粮中没有的营养成分，如膳食纤维、B 族维生素、钙、铁等。常吃粗粮，可以加速肠道蠕动，有利于肠道排毒和减肥。

细粮和精细食物口感好，比粗粮更容易被身体消化吸收。细粮中含有较多的氨基酸，蛋白质的含量也高于粗粮，可以有效补充人体对蛋白质的需求。长期只吃粗粮，相当于长期摄入高纤维，这会阻碍人体对蛋白质、脂肪及微量元素的消化吸收；而长期只吃细粮，容易导致 B 族维生素等营养素缺乏症。因此，平时应尽量避免品种单一的饮食，最好粗细搭配食用，这样才能使两者的营养成分互补，满足机体对营养的需求。

★ 粗细搭配食方推荐

荞麦白菜粥

在粗粮中，荞麦是著名的膳食纤维主食，常吃对身体十分有益。这道粥用荞麦与白菜和香菇搭配，营养上更加全面，也更好消化。风味很独特，味道也很别致。

材料：白菜 50 克，香菇（鲜）2 朵，荞麦面 100 克，盐等调味料各适量。

做法：1. 把荞麦面用水调成糊状。

2. 把白菜、香菇洗净后，切薄片。

3. 炒锅内放油，烧热，把白菜薄片、香菇薄片放入锅中翻炒片刻，加水烧开。

4. 把调好的荞麦面糊倒入锅中，加入盐等调味料，烧开后即可食用。

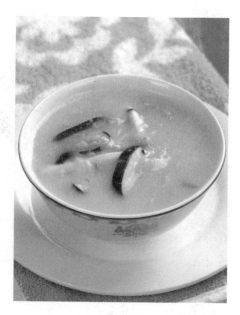

红薯鲫鱼汤

　　红薯富含膳食纤维，百克热量只有 400 千焦；鲫鱼健脾补虚，利水。这道汤在消脂减肥的同时，又不失营养。

　　材料：红薯 2 个，鲫鱼 2 条，姜 2 片，盐适量。

　　做法：1.红薯去皮，洗净，切块；鲫鱼宰杀治净，洗净。

　　2. 油锅烧热，煎鲫鱼，至两面焦黄时放入姜煎 1 分钟，加适量的水煮 1 小时。

　　3. 锅中放入红薯，煮至鲫鱼软烂，入盐调味即成。

绿豆大米粥

　　绿豆还富含膳食纤维，是排毒减肥的好粗粮。绿豆跟大米混搭，做成的绿豆大米粥能够减肥消脂。

　　材料：绿豆 50 克，大米 150 克。

　　做法：1. 将绿豆用清水浸泡 2~3 小时，然后沥干水分；大米淘洗干净，备用。

　　2. 把泡好的绿豆和淘洗过的大米放入锅内，加适量水，用大火煮沸，再用小火熬煮约 40 分钟即可。

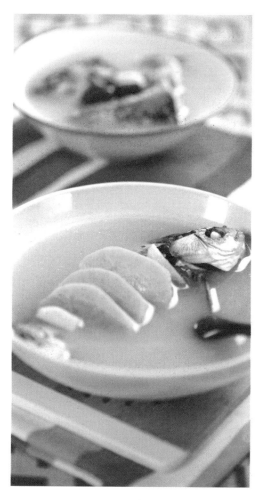

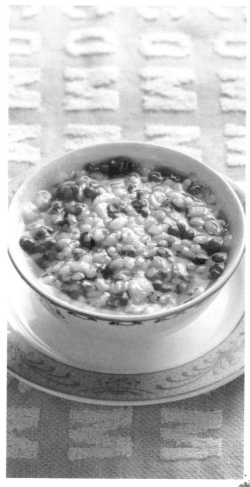

猕猴桃薏米粥

薏米有利水渗湿的功效，猕猴桃是降脂佳果。这道粥成品非常漂亮，适合肥胖者、高血脂的人食用。

材料： 薏米 100 克，猕猴桃 40 克，冰糖适量。

做法： 1. 薏米淘洗干净；猕猴桃洗净，去皮，切成小丁。

2. 薏米放入开水锅中，煮至米熟，放入冰糖、猕猴桃丁，稍煮即成。

香蕉土豆泥

香蕉富含钾、钙，能通便瘦身；土豆是低热量薯类，可代粮食。本菜味道甜软，为瘦身佳食。

材料： 香蕉 3 根，土豆 50 克，草莓 40 克，蜂蜜适量。

做法： 1. 香蕉去皮，用汤匙捣碎。

2. 土豆洗净，去皮，移入锅中蒸至熟软，取出压成泥状，放凉备用。

3. 将香蕉泥与土豆泥混合，摆上草莓，淋蜂蜜即可。

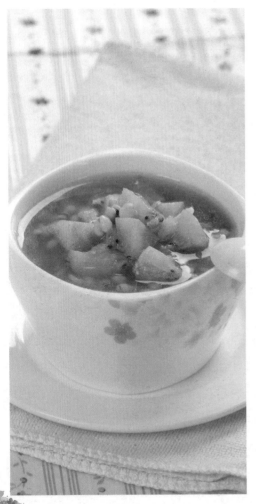

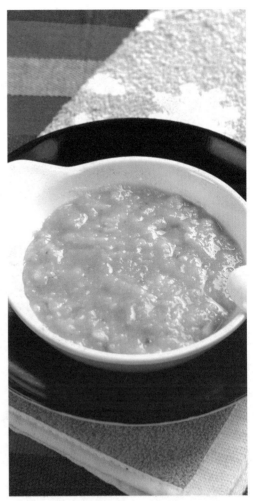

想要减肥，就要和甜食、重口味、酒精保持距离

在物质生活越来越丰富的今天，市面上的奶茶、炸物、烧烤、各种酒类都对减肥中的女性产生了巨大的吸引力，但是要切记，想减肥，就要和这些好吃的食物保持距离！

对主食中含淀粉过多和极甜的食物，如果酱、糖果、蜜饯、果汁甜食等，要尽量少吃或不吃。副食可选择富含蛋白质的瘦肉、鱼、蛋、豆制品和含糖量少的蔬菜、水果。

饮食不要太油腻，太咸，也不要吃过多的动物性食物和油炸、烟熏食品，特别要注意油脂、钠盐的摄入量。油脂摄入过多，最直接的后果就是引发肥胖，而钠盐摄取过多，容易引发水肿，这两者对身体健康以及减肥瘦身都是极为不利的。

经常大量饮酒，更是会让身体摄入过多的热量。1克酒精能产生 7 千卡热量，1 大瓶啤酒可产生相当于小半碗米饭的热量！需要特别指出的是，酒精不含任何营养成分，只含有热量。喜欢在饭前或睡前喝酒，在喝酒的同时还进食大量高热量食物的人，尤其可能造成体内热量过剩，增加皮下脂肪的堆积，这也就是"啤酒肚"出现的原因。如果你不想变成"啤酒肚"，一定要远离酒精。

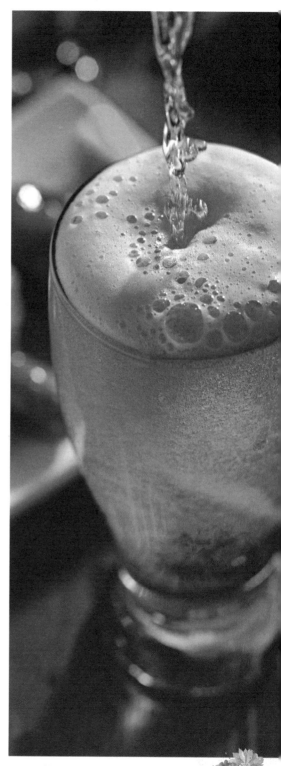

这样搭配三餐，让你悦吃悦瘦

★ **小测试：你好好吃早餐了吗**

1. 你每天早餐都喝牛奶吗？

A. 是的　B. 偶尔　C. 不是

2. 你是不是经常用一碗粥、一个烧饼当早餐？

A. 是的　B. 偶尔　C. 不是

3. 你早餐经常吃油条、炸糕等油炸食品吗？

A. 是的　B. 偶尔　C. 不是

4. 你是不是因为方便，常常去快餐店买汉堡当早餐？

A. 是的　B. 偶尔　C. 不是

5. 你经常会提前去超市买奶油面包作为第二天的早餐吗？

A. 是的　B. 偶尔　C. 不是

6. 你是不是经常一边走路一边吃早餐？

A. 是的　B. 偶尔　C. 不是

7. 水果或果汁是不是跟你的早餐餐单无缘？

A. 是的　B. 偶尔　C. 不是

8. 你喜欢火腿、煎鸡蛋、黄油面包这样的西式早餐吗？

A. 是的　B. 偶尔　C. 不是

9. 你是不是很少在早餐时吃麦片之类的谷类食品？

A. 是的　B. 偶尔　C. 不是

10. 你是不是经常不吃早餐？

A. 是的　B. 偶尔　C. 不是

评分：选 A 为 3 分，选 B 为 2 分，选 C 为 1 分。

如果你的总分在 13 分以上，你就要好好"反省"了：原来自己经常不好好吃早餐。这对身体健康无益，甚至还会引起肥胖。

★ 再怎么强调早餐的重要性都不为过

前文已经提到过早餐的重要性，在规划减肥期间的一日三餐时，还是要对其进行强调，因为早餐确实是太重要了！

中国营养学会在《中国居民膳食指南》中建议，三口之家健康早餐结构应该包括：谷类 300~500 克，蔬菜类 400~500 克，水果类 100~200 克，畜禽肉类 50~100 克，鱼虾类 50 克，蛋类 20~25 克，奶类及奶制品 100 克，豆类及豆制品 50 克，油脂类 25 克。这是 3 人份的量，每个人取其中的 1/3 即为合理。如果你要控制体重，那么，可以摄入更少些的量，但种类不应减少。

早餐的选择可以是丰富多样的，其中高纤维素 + 优质蛋白质 = 最减肥食谱。蛋白质在消化分解为氨基酸的过程中会消耗一定的能量，因此，如果我们摄入足够的蛋白质，我们的身体就需要消耗更多的能量来消化吸收它。在早餐中添加牛奶、豆浆、鸡蛋、鱼肉等蛋白质食物，可以让身体消耗更多的热量，从而避免脂肪的堆积。除了富含蛋白质的食物，早餐餐单中绝对不能少了富含膳食纤维的蔬菜水果。膳食纤维能使肠道中粪便的体积增大，加快其排泄速度，同时能促进肠胃蠕动，加快排泄。因便秘而有了小肚腩的人，在早餐时吃富含膳食纤维的蔬菜水果，能帮助改善便秘，对平复小肚腩十分有利。

膳食纤维吸水能力很强，它进入胃肠道后会膨胀，从而易让人产生饱腹感，减少过多热量的吸收。另外，膳食纤维如清道夫一般，能包覆肠道内多余的糖分和油脂，使它们随肠道内的老旧废弃物一同排出体外，产生减轻体重的效果。所以，与其回避早餐，不如在每日的早餐餐单中添加富含膳食纤维的蔬菜水果，持之以恒，久而久之就能不知不觉"享瘦"。

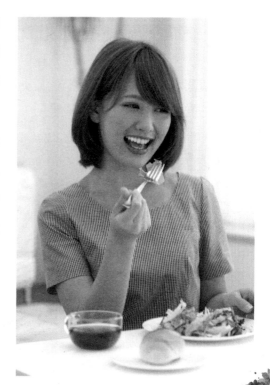

★ 健康瘦身早餐食谱

瘦身早餐一

酸奶＋菜包1个＋生菜沙拉1份

　　酸奶含丰富的乳酸菌，可以促进消化、预防便秘，给人体带来极大的健康益处。菜包和生菜沙拉能为你提供足够能量，帮助你的身体回到工作状态。

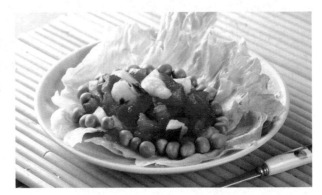

瘦身早餐二

金针菇面＋牛奶木瓜西米露

　　在品种繁多的蘑菇之中，金针菇是一个优良品种。常食金针菇，可降低人体中胆固醇和甘油三酯的含量，有减肥的作用。所以，金针菇还被称为"减肥菇"。

金针菇面

　　材料：龙须面1小把，金针菇50克，虾仁20克，青菜2棵，葱段、盐、香油、清水或肉汤各适量。

　　做法：1.将金针菇洗净，切成小段；青菜切碎，葱切末，虾仁切成小颗粒。

　　2.油锅烧热，放入金针菇段、葱花，加入少量盐炒入味，然后加适量清水或肉汤，并放入虾仁粒和青菜末，水开后下龙须面，面熟后滴入几滴香油即可。

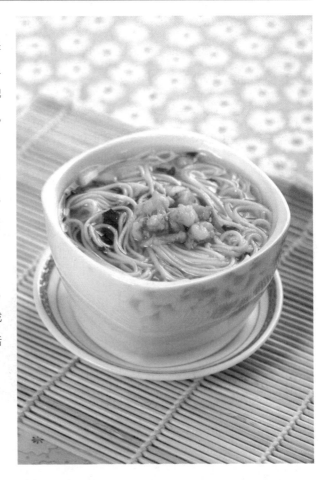

牛奶木瓜西米露

木瓜含木瓜酵素，可以促进蛋白质分解，促进新陈代谢，及时把多余脂肪排出体外，从而达到减肥的目的。西米的主要成分是淀粉，具有使皮肤恢复天然润泽的功效，但不宜摄入过多。

材料： 木瓜 200 克，西米 20 克，盐少许，冰糖 50 克，蜂蜜 50 毫升，牛奶 250 毫升，清水 750 毫升。

做法： 1. 西米去掉碎粉渣，用清水漂洗干净，再用清水浸泡 20 分钟左右。

2. 木瓜洗净切开，用小勺挖出瓜子、瓜瓤，去皮，把木瓜肉切成 0.5 厘米见方的小粒。

3. 锅中放入 750 毫升清水，放入冰糖、蜂蜜、盐后，用大火烧开，再放入西米烧开，转小火煮 5 分钟后放入木瓜粒和牛奶，煮至木瓜熟即可。

这道甜羹口感细腻柔滑，淡淡的奶香中夹杂着木瓜浓郁的香甜味。木瓜爽滑可口，可爱的西米粒更成为其中的靓丽点缀。鲜美的金针菇面，再加上香甜的牛奶木瓜西米露，从外表看就已经赏心悦目，让人食指大动了，最重要的还是其热量特别低，好看好吃还瘦身，真可以称之为早餐黄金搭档。

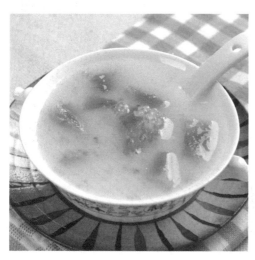

★ 健康瘦身午餐食谱

瘦身午餐一

荠菜魔芋汤＋三明治1块＋豆浆1杯

荠菜也是一种不可多得的药食兼用的减肥时鲜食物，属于高纤维素、高蛋白质、低脂肪的野菜。荠菜中的纤维素可促进肠道蠕动，减少胃肠道对脂肪的吸收，颇受"享瘦一族"的青睐。"魔芋"更是减肥的代名词，魔芋中富含水溶性膳食纤维葡甘露聚糖，作为零热量食物的代表，提到减肥时人们首先就会想起它来。

荠菜魔芋汤

材料： 荠菜 150 克，魔芋 100 克，姜、盐各适量。

做法： 1. 荠菜择洗干净，切成大片。

2. 魔芋洗净，切成条，用开水煮 2 分钟，去味，沥干，备用；姜洗净切丝，备用。

3. 将魔芋条、荠菜片、姜丝放入锅内，加清水用大火煮沸，转中火煮至荠菜熟软，加盐调味即可。

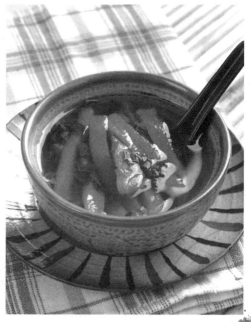

木瓜炖雪耳+馒头1个+苹果沙拉1份

木瓜内含有丰富的木瓜蛋白酶、凝乳蛋白酶、胡萝卜素等，并富含17种以上氨基酸及多种营养素。青木瓜的木瓜酵素是成熟木瓜的2倍左右。

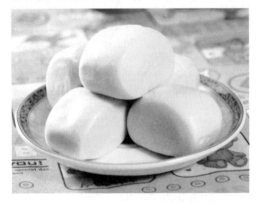

木瓜炖雪耳

材料： 木瓜1个，雪耳10克，冰糖少许，红萝卜2片。

做法： 1. 木瓜沿1/3厚度切开，去子，用清水将木瓜内部洗干净。

2. 雪耳用水泡开，洗干净，取上部较为雪白的部分剪出来备用。

3. 将冰糖和剪出来的雪耳塞入木瓜里，加清水至木瓜顶部高度。

4. 用2片红萝卜塞在碟边固定木瓜的位置，在锅中隔水炖35分钟。

5. 炖完以后揭开盖子，连木瓜肉一起食用。

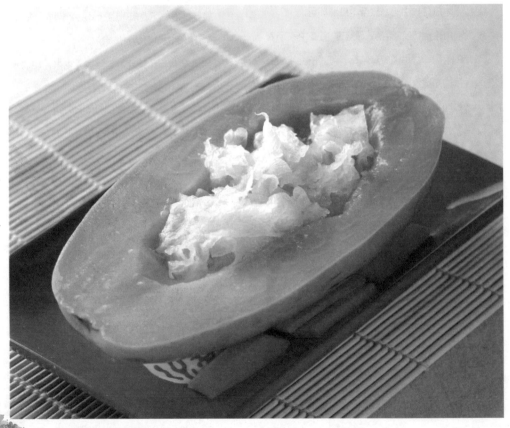

瘦身晚餐一

三鲜冬瓜汤 + 小笼包 4 个 + 鸡蛋 1 个

许多女性宁可使用价格昂贵的减肥药，也不愿尝试一些简单的减肥方法。冬瓜自古以来就是减肥的上品，有"瘦身瓜"的美誉。《食疗本草》中就有"欲瘦小轻健者，食之"的记载。冬瓜的外皮具有很强的利水作用，但一般人多会弃而不用。要想充分利用，可将冬瓜连皮一同煮汤，食用时将冬瓜连皮嚼烂再吐出渣滓，这样可以帮助排除体内多余水分。若搭配蛋白质丰富、低热量的海鲜，则可增加汤汁的鲜美度，还能吃得营养均衡。

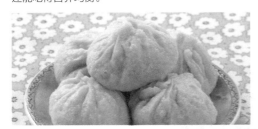

三鲜冬瓜汤

材料： 冬瓜、冬笋、番茄、油菜各 50 克，鲜香菇 5 个，盐、香油各适量。

做法： 1. 冬瓜去皮去子后洗净，切成片，备用；鲜香菇拣去老根，洗净，切成丝，备用；冬笋切成片；番茄洗净，切成片；油菜洗净，掰成段，备用。

2. 将冬瓜片、冬笋片、鲜香菇丝、番茄片、油菜段一同放入锅中，加清水煮沸。

3. 转小火煮至冬瓜片、冬笋片熟透，加盐调味，出锅时淋入香油即可。

人之所以肥胖，与食欲旺盛密切相关，而食欲过旺又与胃火过旺密切相关。因为火能消化谷物，而胃火偏盛，消化谷物的能力就会增强，从而导致贪食。而冬瓜性微寒，能起到养胃生津、清热降火的功效，从而使人食量恢复正常，有利于减肥。

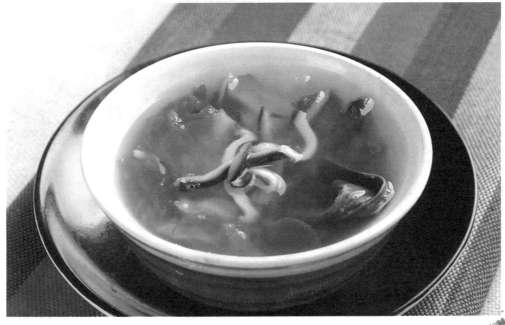

米饭＋红枣银耳汤

红枣有促进肠蠕动的功能，是减肥的佳品，还可以美容。银耳是一种富含粗纤维的减肥食品，营养价值也很高。研究证明，银耳的粗纤维有助于胃肠蠕动，减少脂肪吸收，故有减肥瘦身的作用，深受爱好苗条身材女性的青睐。

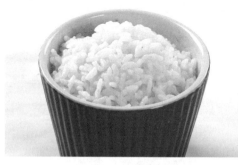

红枣银耳汤

材料： 银耳 20 克，干红枣 25 克，枸杞子 5 克，莲子 15 克，冰糖 20 克，香油少许，清水 1000 毫升。

做法： 1. 银耳用水泡发后，撕成小朵，将发硬的根部剪掉。

2. 银耳中加几滴香油拌一拌，油会令银耳部分融化，令炖出来的汤汁浓稠。

3. 在炖锅中加水，放入银耳、干红枣、枸杞子、莲子、冰糖，隔水炖 1 小时即可。

本品清甜养颜，热量非常低。而且，没有人拒绝得了红枣银耳汤的甜蜜口感与滋养气质。洁白的"银耳花"中，有了几颗红枣的点缀，清清爽爽，给人眼前一亮的感觉。

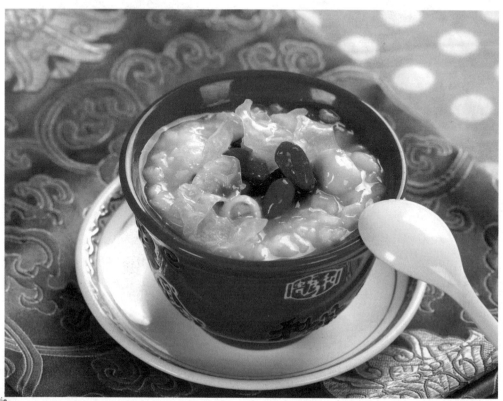

瘦身食物和增肥食物大比拼

这些食物放心吃，不长胖

山药——富含膳食纤维

山药中含有大量的膳食纤维，食用后会让人产生饱腹感，从而控制进食的欲望。另外，山药是典型的高营养、零脂肪食物，可以放心吃而不必担心摄入脂肪。

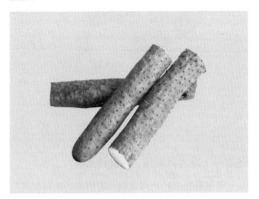

豆浆——富含大豆皂苷

人体中的中性脂肪增加，就会导致肥胖。而豆浆中的大豆皂苷可帮助人体调节内分泌和脂肪代谢系统，激发人体内多种酶的活性，分解多余脂肪，增强肌肉活力。经常饮用鲜豆浆，可有效降低中性脂肪和血管中胆固醇的含量。

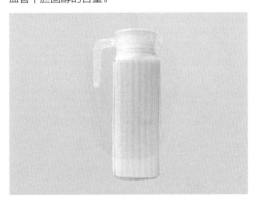

坚果——富含脂肪、膳食纤维

坚果中脂肪含量较多，但其所含的脂肪多为对人体有益的不饱和脂肪酸。坚果中还含有不少膳食纤维，可以促进肠道蠕动，预防因便秘引起的小肚腩。另外，坚果吃一点儿就会饱，能帮助你控制食欲。

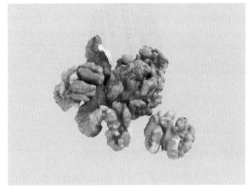

醋——富含氨基酸等

醋中含有挥发性物质、氨基酸及有机酸等物质，这些物质不仅能够消耗人体的脂肪，而且能够使糖、蛋白质等的新陈代谢顺利进行。

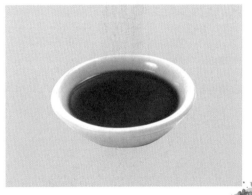

黄瓜——富含丙醇二酸

黄瓜含有的丙醇二酸，有助于抑制各种食物中的碳水化合物在体内转化为脂肪。另外，黄瓜是典型的低热量、高纤维蔬菜，是瘦身期间的绝佳食物之一。

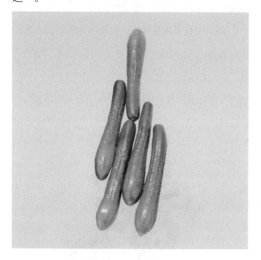

韭菜——富含膳食纤维、辛辣素

韭菜中含有较多不易被消化的膳食纤维，可以促进肠道蠕动，帮助通便，从而可排除肠道中多余的养分。另外，韭菜中的辛辣素还是脂肪的"克星"，能促进人体的脂肪代谢。

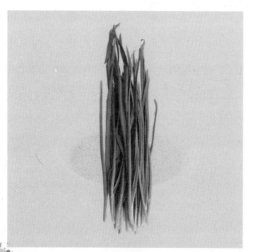

白萝卜——富含膳食纤维、芥子油

白萝卜含有丰富的水分和膳食纤维，经常食用能预防和改善便秘。另外，白萝卜中的辛辣成分芥子油具有促进脂肪代谢的作用，可以避免脂肪在皮下堆积。

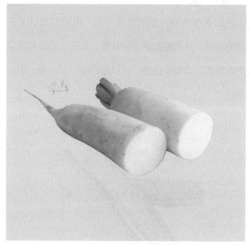

冬瓜——富含氨基酸、膳食纤维等

冬瓜是经典的利尿食物，它所含的氨基酸能帮助人体消除游离氨的毒害，起到利尿消肿的作用。水肿型肥胖者可多吃冬瓜去水肿。另外，冬瓜含有丰富的膳食纤维，可以促进排便，帮助人体排出体内多余的脂肪。

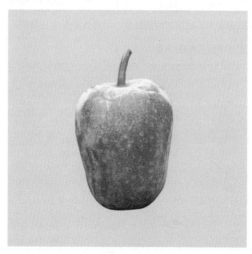

辣椒——富含辣椒素

辣椒中所含的辣椒素不仅能促进消化，还能提升新陈代谢速率，增加人体热量消耗，从而抑制脂肪在体内蓄积。

红薯——富含膳食纤维、低聚糖

红薯营养丰富，膳食纤维含量很高，食用后可以刺激肠胃蠕动。另外，红薯中的低聚糖可以促进肠道益生菌的生长，对肠道保健十分有益。

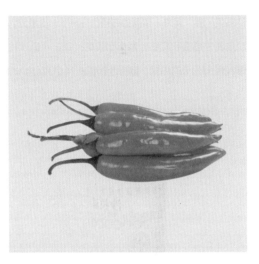

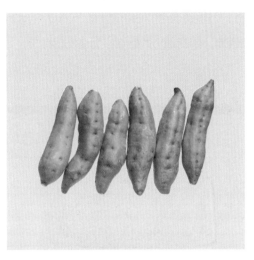

绿豆芽——富含水分、膳食纤维

绿豆芽水分多，热量低，且膳食纤维含量高，食用后不仅能预防、改善便秘，清理肠道，而且其产生的热量极少，非常适合"享瘦一族"食用。

燕麦——富含膳食纤维

燕麦是人体的环保卫士，其所含的膳食纤维不仅能促进排便，避免肠道吸收毒素，还能延缓肠胃对营养的消化吸收，易让人产生饱腹感，帮助抑制食欲，降低热量的摄入。

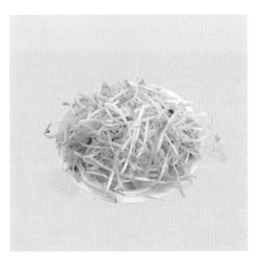

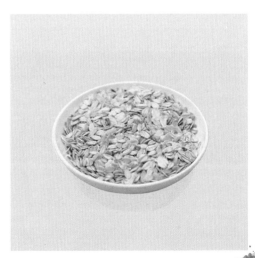

这些食物"三高"、易转换为糖类

肥肉——高脂肪、高胆固醇

肥肉中的脂肪是对人体无益处的饱和脂肪酸，长期大量食用，容易造成人体脂肪过量堆积，加重肥胖。而且肥肉中的胆固醇含量很高，人体摄入过多的胆固醇，容易引发心血管疾病，对健康无益。

沙拉酱——高热量、高脂肪

大多数蔬菜是低热量食物，本身并不会让人发胖，但如果在制作菜肴时加入了太多的沙拉酱，就会让蔬菜"胖"起来，菜肴的热量也升高了。这是因为沙拉酱的热量和脂肪含量都比较高：每2小匙沙拉酱含有137卡的热量，脂肪含量高达14.2克。

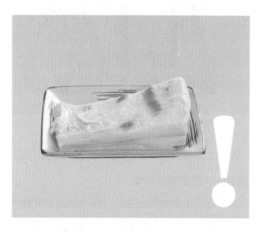

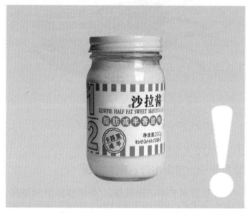

西点——高热量、高糖分

西点中的奶油甜甜的，能让你甜入心扉，但也能转化成痰湿而让你滋腻，体内堆积多余的热量，让你胖起来。

果脯——高热量、高糖分

果脯含糖高，能量高，维生素等营养素含量少，所以，控制体重一定不要选择果脯。

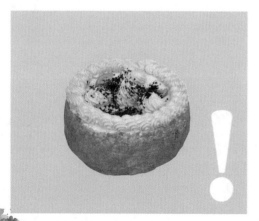

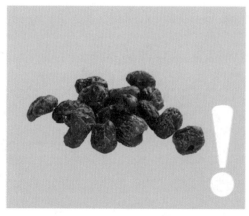

桂圆——高糖分、高热量

桂圆虽然富含营养，对人体有滋补作用，但桂圆含糖量高，经常吃会吃进很多糖分。桂圆还是高热量的水果，食用过多会让你体内蓄积过剩的热量，长期食用，你的减肥还能成功吗？此外，桂圆温热滋腻，容易生痰助湿，而肥胖者多为痰湿体质，多吃桂圆反而会加重痰湿症状，让肥胖继续缠着你。

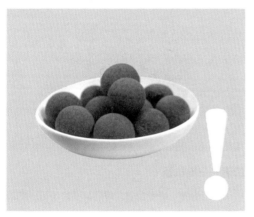

蛋黄——高脂肪、高胆固醇

蛋黄是高脂肪高胆固醇食物，每100克蛋黄中含脂肪28.2克，胆固醇1510毫克。如果你想瘦，最好少吃或不吃蛋黄。

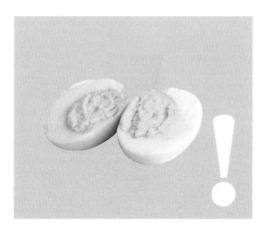

罐装果汁和水果罐头——高糖分

很多人明知道新鲜的水果营养丰富，适量食用可以补充维生素和矿物质，但就是懒得吃水果，常常以罐装果汁代替，认为这样也能补充营养。其实，果汁在加工的过程中会导致部分营养流失，而且还添加了大量的糖。

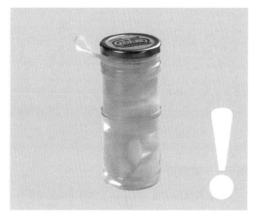

薯条——高热量、高脂肪

马铃薯富含淀粉，脂肪含量几乎为零，但一经油炸做成薯条，就变"胖"了——一小包薯条含有220卡的热量和12克脂肪。如此高的热量你还要大吃特吃吗？

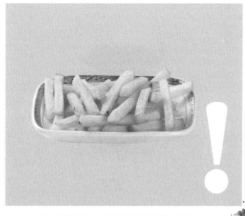

冰激凌——高糖分、高脂肪

冰激凌的主要材料是水、乳、蛋、甜味料、油脂和其他食品添加剂，包括香料、稳定剂、乳化剂、色素等，其能量密度虽然很高，但营养素含量却并不丰富，主要为脂肪和糖，故多吃易导致肥胖、血糖升高，饭前食用还可能因为寒凉而刺激胃肠道，使食欲降低。另外，奶油制品的高脂肪和高糖分常常影响胃肠排空，甚至导致胃食管反流。

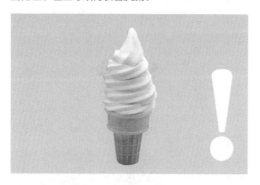

可乐——高热量

从营养成分来看，可乐除了含有少量矿物质外，就只剩下精制糖、焦糖色、磷酸和香料（包含咖啡因）了。它几乎不含任何有益的成分，它的高能量基本上都来自于精制糖，而精制糖是引发肥胖的主要原因之一。

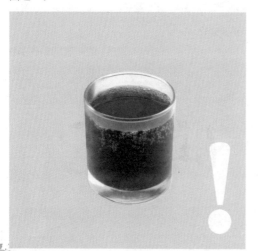

方便面——高热量、高脂肪

旁边有人在吃方便面，那浓香的味道是不是让你口水直流？方便面虽然快捷方便、香浓美味，但在制作时经过油炸，热量、脂肪含量都很高。经常吃方便面，会让你吃进很多的脂肪，总也瘦不下来。

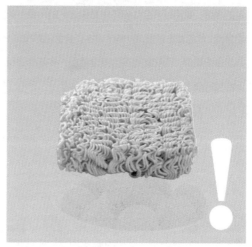

啤酒——高热量

朋友聚餐、盛夏消暑，啤酒都是必不可少的助兴饮料。经常喝啤酒的人会明显地感觉到自己的肚子凸起来了，也就是有了"啤酒肚"。其实啤酒本身能量并不算高，但喝啤酒总要吃较多的其他食物，使你不知不觉地摄入过多能量。

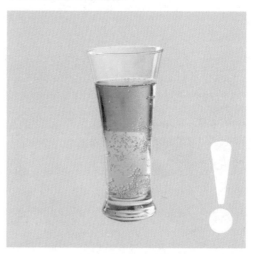

零食是女人的小乐趣，不应该被抛弃

★ 零食是你想不到的瘦身利器

花花绿绿的零食是女人的心头好，不管是休闲时间还是上班间隙，嚼上一些零食总会让嘴巴和心灵都充实起来。也许你会认为，在减肥期间一定要和各种零食说拜拜，其实就错了。

减肥期间，由于摄入的食物的数量和质量都有限制，所以难免会感到饿。其实，这是身体向你发出求救的信息："我饿了，需要补充能量！"也许你会觉得，饿一饿，就能减少热量的摄入了，其实正好相反。你让自己饿一饿，你的身体也会自动减缓新陈代谢和其他功能消耗，当你饿到一定程度后大吃一顿时，突如其来的大量营养会成为你身体的"无法承受之重"。

这时，不妨学学大禹治水，疏导为上，适当补充一些零食，避免能量供给大起大落，让自己的营养和热量吸收在一天之中更加平衡，这对减肥是极为有利的。

很多有益的食物很难作为正餐食用，如富含营养的坚果和水果，那就不妨把它们当成零食。只要在适当的时间吃适当的量，它们就会帮助你燃烧脂肪，成为你的瘦身"利器"。

易导致肥胖的问题零食

当然，也有许多零食易导致肥胖，因而不适合作为瘦食零食。

零食	致胖因素
蛋糕	色香味俱全的蛋糕，含有很多奶油，又甜又香，特别好吃，很多人吃起来往往想停也停不住
玉米片	玉米片真的很好吃，不过看起来不怎么起眼的玉米片却有着很高的热量。而油炸片跟玉米片一样，也是容易吃过头的零食，虽然看上去很薄的一片，热量却十分惊人
巧克力味小食品	巧克力味小食品不但味道让人无法抵挡，就连热量也节节攀升，尤其是当你饿着肚子的时候，一下子就容易吃过量
饼干	属于高脂肪、高能量食品，维生素和矿物质的含量比较少，多吃不利于饮食平衡，也容易导致肥胖
方块酥	含糖量比较高，孩子容易一次吃很多

★ 选对时机吃零食

吃零食的最佳时机是在上午 10 点和下午 4 点左右，因为此时能量消耗较多，已经有了一点饥饿感。科学研究表明，少食多餐可以帮助减肥，因为缩短空腹的时间可以防止脂肪过度聚集，并且可以避免因过于饥饿而晚餐吃得太多。所以，下午茶时间并非是贪吃的借口，而是很聪明的减肥选择哟！

★ 瘦身零食大集合

核桃——好吃的聪明果

核桃含有大量有机脂肪酸，好吃不易胖，同时是最著名的补脑食物——因为它富含多种维生素、矿物质、氨基酸、脂肪酸、抗氧化剂和膳食纤维等营养素，特别是亚麻酸和维生素 E 对改善记忆力益处多多。另外，亚麻酸可以在体内转化为大脑的主要成分 DHA，所以，核桃是最适合强脑力劳动者的保健零食。

需要注意的是，最美味的核桃是带壳的生核桃，因为核桃仁直接暴露在空气中时间太长，所含的营养物质就会被氧化及破坏。另外，最好不要吃热加工后的核桃食品，因为加热超过 70℃，核桃中的亚麻酸就会遭到破坏。

杏仁——富含多种营养物质的优质坚果

坚果总是受欢迎的，尤其是在下午 3 点大脑疲惫的办公室。关爱健康的你，不妨在抽屉里准备一小袋杏仁，方便随时补充有机脂肪酸。营养学家发现，杏仁富含多种维生素、矿物质、氨基酸、脂肪酸、抗氧化剂和膳食纤维等营养素，特别是单不饱和脂肪酸、维生素 E 和硒元素。

需要注意的是，杏仁分为甜杏仁和苦杏仁，甜杏仁大而扁，苦杏仁小而厚。苦杏仁有小毒，不能多吃，一般作为止咳和通便之药用。甜杏仁应当连皮吃掉，因为杏仁皮中含有丰富的抗氧化物质。

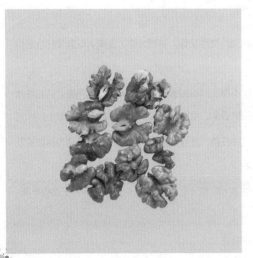

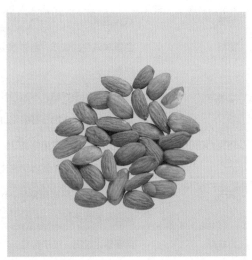

草莓——排毒好帮手

草莓富含维生素C、类黄酮素等抗氧化物质及丰富的果胶，还含有对抗胆固醇的成分，能帮助人体排出毒素及多余脂肪，对减肥有很大帮助。与草莓功效相当的还有黑莓、蓝莓等。

需要注意的是，草莓最好即买即食。否则，必须冷藏在0~2℃的冰箱中，且最多只能存放1个星期，有些甚至只可放3天，吃时再用水洗净。如果洗净后放入冰箱，则容易发霉。

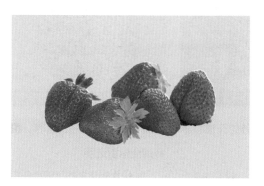

鲜玉米——能够降低血清胆固醇的妙物

玉米含有丰富的钙、磷、硒和卵磷脂、维生素E等，均具有降低血清胆固醇的作用。因玉米含热量很低，故也是减肥者青睐的食品之一。

玉米的吃法很多，新鲜玉米的吃法是炒和煮。炒的时候加少许盐即可，煮玉米则一定要保证煮熟。无论哪种方法，都要趁热吃，凉了吃容易引起肠胃不适。

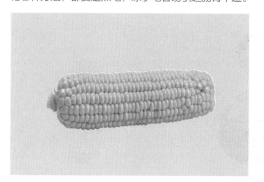

海苔——来自大海的低热量美味

海苔热量很低，纤维含量却很高，几乎没有令人发胖的风险。而且，海苔含硒和碘十分丰富，这些矿物质有助于人体维持机体的酸碱平衡，是可以放心食用的美味小零食。

除了作为零食以外，海苔还有很多吃法。如吃饭的时候，配一些切成小片的调味海苔，味道鲜美，增加食欲；调制凉菜和沙拉的时候，加一点海苔丝，可以当做调味品；拌馅的时候，可以加入海苔，制作饺子和包子等。

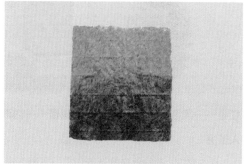

黑巧克力——能让人快乐的健康小点心

黑巧克力是让我们的味蕾和大脑一起快乐的食物。黑巧克力中富含多种维生素、矿物质、氨基酸、脂肪酸、抗氧化剂和膳食纤维等营养素，特别是所含的蛋白质、膳食纤维和生物类黄酮，具有很强的抗氧化功效，属于优质抗氧化食品。

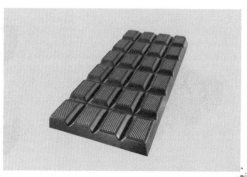

菠萝——越吃越苗条

菠萝中含有丰富的膳食纤维以及蛋白酶，能量低并能够有效地促进消化吸收。菠萝去皮后，切成片或块状，放置于淡盐水中浸泡半小时，然后用凉开水冲洗去掉咸味，即可放心地享用。

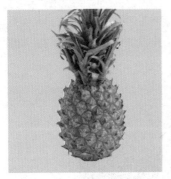

高纤饼干——能放心吃的低热量小零食

高纤饼干中添加了 2 % ~3% 的麸皮，在降低热量的同时大大增加了饱腹感。但在选择时应注意不要选那些添加了较多脂肪和糖的所谓"消化饼"或"起酥饼"。

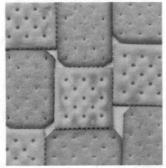

即食麦片——让人安心的瘦身零食

一些早餐的即食麦片，可当做瘦身零食来食用，因为很多麦片都含有高纤维、低脂肪，而且加有维生素和矿物质，营养丰富。如果觉得光吃麦片太单调了，可以加入脱脂牛奶同食。

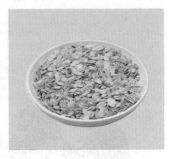

红枣——美容养颜又不贵的女人圣品

作为女性，补铁补血是基本的保健养颜功课。而红枣就是非常天然的铁质来源。中医讲：每天 5 颗枣，青春永不老。辛苦的职场女战士，下午 3 点可以选择吃几个红枣来调养。我们的办公室抽屉里，红枣可以作为永不间断的营养供给品。

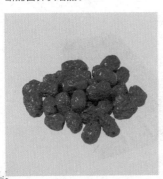

蜂蜜——内调外养的天然营养品

营养专家认为，蜂蜜是集全部营养于一身的天然食品，富含生命活动所需的活性物质和水分，在中草药中能调和百药。也就是说，它可以将营养物质带到我们身体的各个部位。适当食用蜂蜜不仅可以外养肌肤，还可以内养脏腑。

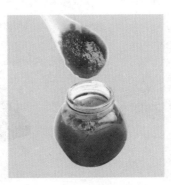

低脂牛奶——补钙、营养、瘦身的全能型选手

牛奶含有丰富的乳清酸和钙质，它既能抑制胆固醇沉积于动脉血管壁，又能抑制人体内胆固醇合成酶的活性，减少胆固醇的生成。

需要注意的是，每天饮用 3~4 杯（200 毫升左右容量）低脂牛奶即可。

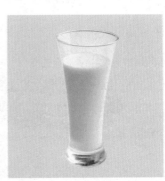

调整用餐顺序，让饮食更有质量

想要吃得好又吃不胖，不仅要安排好一日三餐，正确的进餐顺序也是不可或缺的。不正确的用餐顺序容易造成人体摄入过多食物，影响营养吸收以及导致热量过多。一旦热量摄入过多，就容易转化成脂肪囤积在体内，从而引发恼人的肥胖。而了解进餐的诀窍，正确进餐，就容易让自己在吃饱的同时，让饮食更加有质量，远离吃过量的可怕陷阱。

饭前一碗清汤

在吃饭之前喝一碗清汤，能占据部分胃部空间，让你产生一定的饱腹感，从而降低吃的欲望，无形中帮助你减少热量的摄入。

吃清淡的蔬菜

喝完清汤，先来一份清淡的蔬菜。蔬菜富含膳食纤维、维生素 C，既能让你有饱腹感，又帮助你补充营养素，而且由于热量低，即使多吃，也不会摄入过多的热量。

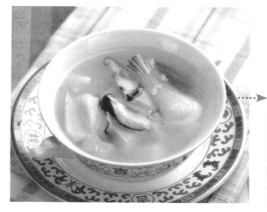
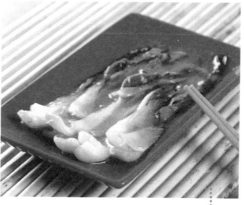

最后吃鱼、蛋、肉和主食

把鱼、蛋、肉和主食放在最后吃。你会发现，喝汤、吃蔬菜已经让你觉得饱了，这让你在不知不觉中控制了进食量和热量的过多摄入。

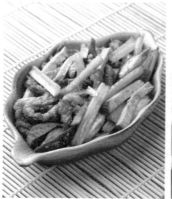
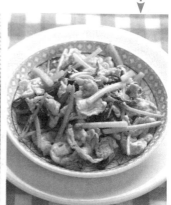

美食瘦身两不误，全靠这些食物魔法

帮你消灭脂肪的食物魔法

人们通过食物获取脂肪，可是合理地吃也会吃掉身体多余的脂肪。有些普普通通的食物，就拥有消灭脂肪的魔法。

水果类	苹果	因富含果胶、纤维素和维生素 C，有降脂作用。苹果可以降低人血液中的低密度胆固醇，而使对心血管有益的高密度胆固醇水平升高
	葡萄汁与葡萄酒	都含有白黎芦醇，是降低胆固醇的天然物质。动物实验也证明，它能使胆固醇降低，抑制血小板聚集，所以葡萄是高脂血症者最好的食品之一
蔬菜类	大蒜	大蒜中含有硫，所形成的巯基化合物可以减少血液中胆固醇和防止血栓形成，有助于增加高密度胆固醇，对减肥有利
	洋葱	含前列腺素 A，此成分有扩血管、降血压的作用；还含有机硫化合物及少量含硫氨基酸，可降血脂，预防动脉硬化
	冬瓜	含有蛋白质和多种 B 族维生素，能去除身体内多余的脂肪和水分，起到减肥作用
	胡萝卜	富含果胶酸钙，能与胆汁酸结合从大便中排出，这样就导致机体内用于消化饮食中脂肪的胆汁酸数量减少，进而促进机体重新合成胆汁酸，而身体要产生胆汁酸势必会动用血液中的胆固醇，这样就会消耗体内的胆固醇，使血液中胆固醇的水平降低
谷类	燕麦	含有极丰富的亚油酸、燕麦苷，可防治动脉粥样硬化
	玉米	含有丰富的钙、磷、硒和卵磷脂、维生素 E 等，均具有降低胆固醇的作用
水产品	牡蛎	富含微量元素锌及牛磺酸，牛磺酸可以促进胆固醇的分解，有助于降低血脂水平
	海带	富含牛磺酸、食物纤维藻酸，可降低血脂及胆汁中的胆固醇
奶制品	牛奶	含有丰富的乳清酸和钙质，既能抑制胆固醇沉积于动脉血管壁，又能抑制人体内胆固醇合成酶的活性，减少胆固醇的产生
食用菌类	香菇	能明显降低胆固醇、甘油三酯水平
	木耳	富含铁、维生素和各种磷脂，有促进消化和降血脂作用
其他		其他富含纤维素、果胶及维生素 C 的新鲜绿色蔬菜、水果和海藻，诸如芹菜、甘蓝、青椒、山楂、鲜枣、柑橘以及紫菜、螺旋藻等，均具有良好的降血脂作用

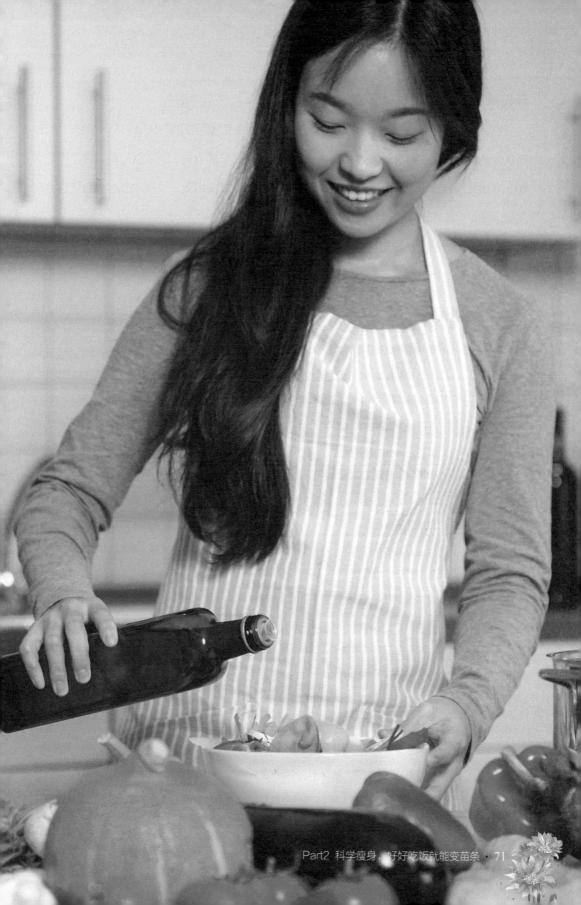

轻松减肥的蔬菜魔法

在人们的惯性思维中，减肥的时候总是要远离肉食和含脂肪高的食品，达到减肥的目的，而认为蔬菜类食品不易导致发胖，又是日常饮食中离不开的食材，所以就对蔬菜往往不加选择、不加控制地食用。实际上，含碳水化合物高的蔬菜过多摄入，过剩的碳水化合物也会在人体内转化为脂肪贮存。

其实，只要不大量食用含碳水化合物高的蔬菜，而是长期选择低热量的蔬菜，不用节食依然能达到减肥目的。那么，想要吃出苗条，吃哪些蔬菜好呢？

黄瓜	黄瓜中含有丙醇二酸，有助于抑制各种食物中的碳水化合物在体内转化为脂肪，胖人适当多吃些黄瓜，减肥的效果好
白萝卜	白萝卜含有能帮助消化的酶和能增进食欲的芥子油等物质，吃后能促使脂肪类物质更好地进行新陈代谢，以避免脂肪在皮下堆积
冬瓜	冬瓜含的热量比其他蔬菜少，有助于促进人体的新陈代谢，具有较强的减肥作用
菜花	菜花含丰富的高纤维成分，配合番茄、洋葱、青椒等材料可煲成瘦身汤，肚子饿的时候很管用，低热量又饱肚
芦笋	芦笋含丰富的维生素 A、维生素 C，生吃或者煲熟做一杯芦笋汤，可当零食或饮料充饥，健康又不会长肉
辣椒	除含有其他一些营养物质外，还含有辣椒素，能促进脂质代谢，抑制脂肪在体内蓄积，适当多吃可助减肥
茄子	有科学研究指出，茄子在一顿正餐中可以发挥阻止脂肪吸收的作用，同时它本身还蕴含维生素 A、B 族维生素、维生素 C，是一种有益食物
韭菜	韭菜所含的纤维素最多，这种纤维素进入人体后，可促进肠蠕动，有较强的通便作用，可排除肠道中多余的养分
土豆	烹制方法很重要。吃水煮土豆最安全，薯片和炸薯条当然应排除。若配合绿叶菜食用，可以加快身体的新陈代谢
红豆	红豆所含的石碱酸成分可以增加大肠的蠕动，促进排尿及减少便秘，从而清除下身脂肪
绿豆芽	绿豆芽含水分较多，被身体吸收后产生热量较少，更不容易形成脂肪堆积皮下
紫菜	富含维生素 A、维生素 B_1 及维生素 B_2，最重要的就是它蕴含丰富的纤维素及矿物质，可以帮助排走体内之废物及积聚的水分，从而收到瘦身的功效

轻松减肥的肉类魔法

一般来说，体胖的女性食欲都较好，也喜食肉类，因此，形成了既想吃肉又怕吃肉的矛盾心理，担心吃肉会使身体进一步发胖。其实，胖人也是可以适当吃些肉类的，但不宜过多。

兔肉	兔肉与一般畜肉的成分有所不同，其特点是：含蛋白质较多，每100克兔肉中含蛋白质19.7克；含脂肪少，每100克仅含脂肪2.2克；含有丰富的卵磷脂；含胆固醇较少，每100克只含胆固醇59毫克。由于兔肉含蛋白质较多，营养价值较高，且含脂肪较少，是胖人比较理想的肉食
牛肉	牛肉的营养价值仅次于兔肉，也是适合于胖人食用的肉类。每100克牛肉含蛋白质20克左右，且其中所含的人体必需氨基酸较多，而脂肪和胆固醇含量则较低，因此，特别适合胖人和高血压、血管硬化、冠心病、糖尿病人适量食用
鱼肉	一般畜肉的脂肪多为饱和脂肪酸，而鱼肉的脂肪却含有多种不饱和脂肪酸，具有很好的降胆固醇作用。所以，胖人吃鱼肉较好，既能避免肥胖，又能防止动脉硬化和冠心病的发生
鸡肉	每100克鸡肉含蛋白质20克左右，同时其脂肪含量在肉类中也属于偏低的，所以，适当吃些鸡肉，不但有益于健康，也不容易引起肥胖
猪里脊	猪里脊是猪肉中最瘦的部位，脂肪含量不到8%，是可为减肥者推荐的唯一的猪肉部位

轻松减肥的米饭魔法

用小碗吃饭	同为100克的米饭，以大碗装一碗和以小碗装成两碗，食用的感觉是不相同的，后者会使你有吃较多的错觉，因此，用小碗吃饭可降低饭量
牢记米饭的热量	根据米饭的热量计算出自己平常的饭量，了解减肥中自己应该吃多少饭，如此较容易建立减肥计划
在米饭中加料	在米饭中拌入低热量的配料做成拌饭或炒饭等。这样，同是一碗饭的分量，但由于加入材料的同时使饭的分量减少，进而使总摄取能量下降
做成多谷类饭食	在米饭中掺入膳食纤维丰富的燕麦、小米等，做成多谷类饭食，这样，膳食纤维在体内可以抑制糖分或脂肪的吸收，对减肥很有效果

轻松减肥的水果魔法

水果主要含有糖、淀粉、纤维素、半纤维素和果胶等。其所含脂肪都在 0.1% ~0.3%，所含蛋白质在 1.0% 左右，碳水化合物占 8% ~20%，含有丰富的胡萝卜素、维生素 C 和钙、铁、锌、硒等人体所需的各种矿物质和微量元素，含有少量膳食纤维。其所含的总热量并不高，大都属于中等偏低的热量。

水果由于缺少足够的蛋白质，虽然其脂肪量很低，也不含胆固醇，但不能作为减肥的主要食品。如很多减肥者以香蕉作为主食，易引起蛋白质营养不良。特别是香蕉未成熟时以淀粉为主，成熟以后糖分增加，也会使胖人增加热量摄入。

水果如制成果干的形式，则人为地加了许多糖分，对胖人和糖尿病患者不宜。以水果制成的各种果汁，往往增加了糖分，减少了纤维素，也往往丧失了水果原有的作用，只是便于保存。胖人不宜以水果汁作为饮料。应保证日常的新鲜蔬菜供应，每天适当地吃 100~200克水果。一般说来蔬菜是主要的，水果不能代替蔬菜。多吃蔬菜通常对人无害，而多吃水果，则并非越多越好。

香蕉	含糖量在水果中相对较高，但脂肪却很低，而且含有丰富的钾，又饱肚又低脂，可减少脂肪在下身积聚，是减肥时候的理想食品
苹果	含独有的苹果酸，可以加速代谢，减少下身的脂肪，而且它含的钙量比其他水果丰富，可减少令人下身水肿的盐分。又可防止便秘和降血压
山楂	有扩张动脉血管、降低血压和血脂等作用
木瓜	木瓜有独特的蛋白分解酵素，而且木瓜肉所含的果胶更是优良的洗肠剂，可减少废物在下身积聚
西瓜	西瓜是生果中的利尿专家，多吃可减少留在身体中的多余水分，而且本身的糖分也不多，多吃也不会胖
柑橘	是钾的良好来源
樱桃、黑莓、柚子、柠檬	是生物类黄酮的上等来源
鲜枣、草莓、猕猴桃等水果	维生素 C 含量较高
芒果、杏	含胡萝卜素较多

外食不长胖的魔法

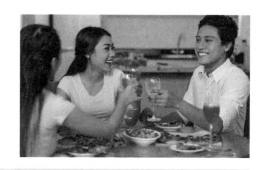

宴会时间通常比在家吃饭时间晚，所以出发前先吃些蔬果，以免因过度饥饿而失去自制，吃下一堆不该吃的东西。

等菜或帮主人准备菜时，可嚼片无糖口香糖，免得乱吃东西。

不要喝果汁、汽水和酒，以茶或白开水代替。饭前先喝汤，既可以润肠，又可以有饱腹感，一举两得。

冷盘里的松子、腰果、核桃等以及桌上的花生、瓜子不要吃，这些东西不但脂肪含量高而且吃了就停不下来。

食物的多样性是营养全面的基础。每样菜都尝尝，一不辜负厨艺，二只是浅尝辄止，总食入量并不大，热量不会超标，也就不用担心发胖。不要提自己在减肥，面前也总留些食物，可避免别人劝你吃东西。

有皮的食物去皮，油炸的食物去炸衣，勾芡、糖醋、茄汁、蜜汁等食物去油汁才能吃，如果有一碗热汤能把食物浸一下，就可洗去不少油分。

碎肉制成的肉丸、虾丸、狮子头以及各种卷类食物都含有大量脂肪，不要吃。

宴席之中往往以高脂肪、高蛋白食物为主，蔬菜和碳水化合物（主食）相对不足。在高蛋白食物中，尤其是海鲜、动物内脏、牛羊肉等的嘌呤类物质含量通常较高。如果席间再饮酒，酒精易使乳酸堆积，抑制尿酸的排出，久之，就可能引发高尿酸血症，继而引发痛风。近些年，我国痛风的发病率明显上升，已经接近发达国家的水平，专家认为，这与人们的膳食习惯不无关联。由于蔬菜及水果的嘌呤含量比较低，因此，席间不妨有意多吃一些。

餐后甜点不要吃。咖啡、红茶不要加糖和奶精。

近些年流行赴宴不吃主食，有些人误以为吃主食容易发胖和患2型糖尿病。其实，发不发胖要看进食的总热量是否超标。过去，人们的膳食以粮食为主，胖人并不多，2型糖尿病的发病率也不高，这就是能量不超标的功劳。主食不仅能提供热量，还会为人体提供多种维生素，尤其是五谷杂粮，营养相对更全面一些。这也正是五谷杂粮如今走红的原因，像2型糖尿病和痛风病患者就适宜食用荞麦等谷物。

万一吃多了，餐后不要太早睡，多做些运动，有利于第二天迅速恢复节制饮食状态。

茶饮也能帮助你消灭脂肪

中国人的生活中离不开茶饮，自汉代以来，历代医家多以茶配合中药来防治疾病，积累了丰富的茶疗经验和众多行之有效的茶方，许多茶方至今仍被广泛应用。中医认为，肥胖与脾肾阳虚、痰湿不化有关，平时可适量饮用一些健脾益肾、祛除痰湿的茶饮以达到减肥的目的。

乌梅普洱茶

材料： 乌梅6粒，普洱茶6克。

做法： 将乌梅与普洱一起放入保温杯中。倒入250毫升沸水冲泡10分钟即可饮用。

饮用方法： 代茶饮。每日1剂，可多次冲泡。

减肥原理： 乌梅普洱茶生津、止渴、消暑，可以帮助新陈代谢、排毒通便、纤体瘦身、调节内分泌、补血养颜，有助于减肥。

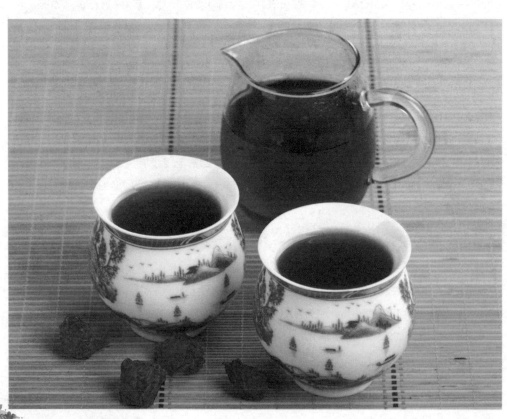

薏米绿茶

　　材料：薏米 30 克，绿豆 60 克，绿茶 3 克。

　　做法：先将薏米、绿豆放入锅中，加 600~800 毫升水一起煮。煮至水剩下一半时，加入绿茶，继续加热 1 分钟就可以熄火。

　　饮用方法：每日 1 剂，可分 1~2 次饮完，不拘时。

　　减肥原理：当滞留体内的水分变成毒素时，就很容易诱发水肿，这时应该多饮用能令身体变暖、排出身体多余水分的花草茶。薏米是常用的中药，有利水消肿、健脾祛湿、舒筋除痹、清热排脓等功效；绿茶是一种保健茶，有通便、养颜、安神的作用；绿豆具有清热解毒、清暑益气、止渴利尿的功效。经常喝薏米绿茶有利于祛除水湿，排出体内的毒素，对预防多种疾病有很好的作用。

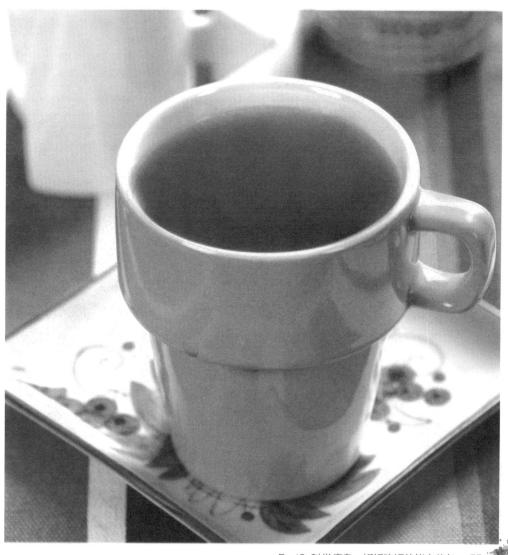

荷楂减肥茶

材料：荷叶 20 克，山楂、薏米各 10 克，橘皮 5 克，茶叶 3 克。

做法：上述材料共切细末，混合装入纱布袋。早上将纱布袋放入热水瓶中，沸水冲泡后代茶饮。当天如喝完可再加开水泡。

饮用方法：每日 1 剂，连续饮服 100 天。

减肥原理：荷叶有清热解暑、升发清阳、除湿祛瘀、利尿通便、健脾升阳的功效。荷叶中含有大量纤维素，可以促使大肠蠕动，有助于排便，从而清除毒素。荷叶的减肥原理是服用后在人体肠壁上形成一层脂肪隔离膜，有效阻止脂肪的吸收，从根本上减重，并有效控制反弹。山楂有健胃消食的作用。薏米性微寒、味甘淡，有利水消肿、健脾祛湿、清热排脓等功效，为常用的利水渗湿药。橘皮有利尿的作用。此茶可理气行水、消脂减肥。

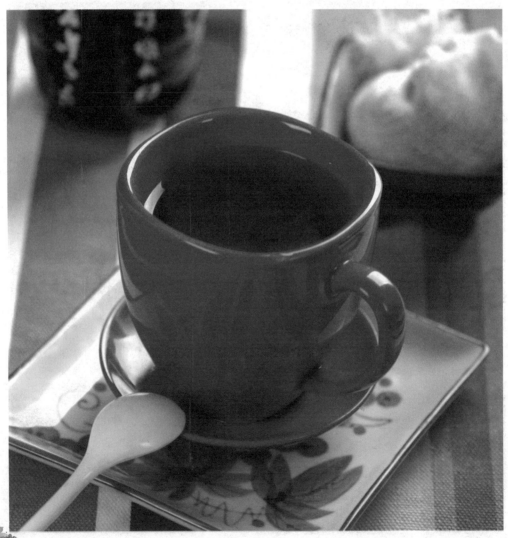

乌龙杜仲茶

材料：乌龙茶 5 克，杜仲叶 5 克。

做法：将所有茶材放入壶中，注入 250 毫升沸水。冲泡 3~4 分钟后即可饮用。

饮用方法：每日 1 剂。直接代茶饮用，可反复冲泡，直至茶味变淡。

减肥原理：杜仲味甘、性温，有补益肝肾、强筋壮骨、利尿清热、加强人体物质代谢等作用。乌龙茶是半发酵茶，几乎不含维生素 C，却富含铁、钙等矿物质，并含有消化酶和促进脂肪分解的成分。饭前、饭后喝杯乌龙茶，可促进脂肪的分解，使其不被身体吸收就直接排出体外，可预防因脂肪摄取过多而引发的肥胖。

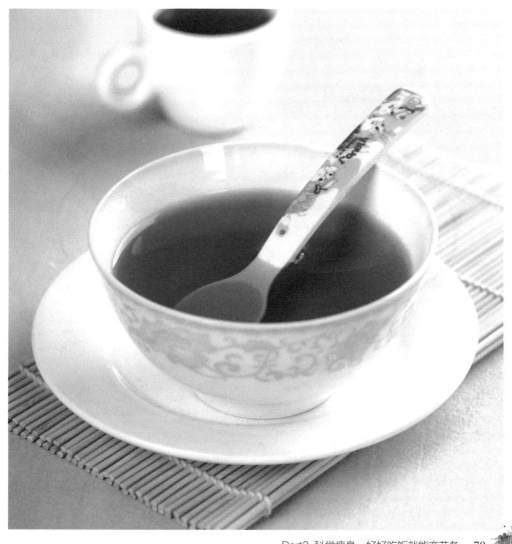

大黄绿茶

材料： 绿茶 6 克，大黄 2 克。

做法： 将大黄和绿茶一起放入保温杯中，加入 200 毫升沸水，闷泡 10 分钟即可。

饮用方法： 每日 1 剂，睡前饮用。

减肥原理： 大黄能促进血液循环，增强机体的新陈代谢，溶解脂肪，加速脂肪燃烧分解，分解后脂肪随机体代谢排出体外，从而达到快速减肥的目的。常喝大黄绿茶对消灭小肚腩作用尤为明显，还可用于治口臭、口腔溃疡，可降火、通便、消赘肉。

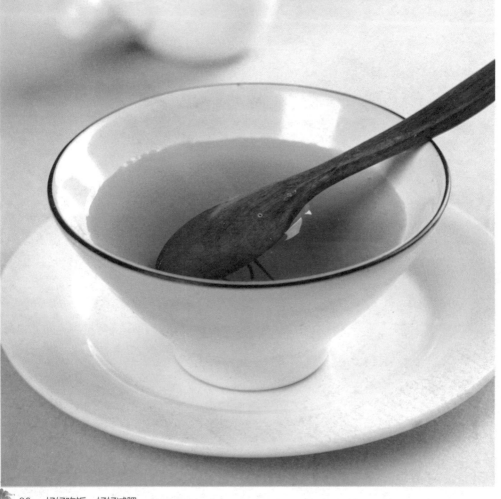

减腹茶

材料：山楂、槐花各 2 克，麦芽 3 克，枸杞子 6 克，白萝卜 100 克。

做法：将白萝卜洗净，切成小块。锅中加入 1500 毫升清水，煮沸后放入白萝卜，煮至熟烂。加入山楂、麦芽、槐花、枸杞子，再煮 15 分钟即可。

饮用方法：每日 1 剂，1 日内服完。

减肥原理：山楂具有消积化滞、活血化瘀等功效，所含的解脂酶能促进脂肪类食物的消化。

槐花味苦、性微寒，富含维生素和多种矿物质，具有凉血止血、清热解毒、清肝泻火的作用。

麦芽性平、味甘，有行气消食、健脾开胃、退乳消胀的作用，主要用于食积不消、脘腹胀痛等症。枸杞子有清肝明目的作用，可以有效抑制体内脂肪在细胞中的沉积，促进肝细胞的重新生长。白萝卜被称为"天然消化剂"，根茎部分含有淀粉酶，能分解食物中的淀粉和脂肪，促进消化，解除胸闷，抑制胃酸过多，还可以解毒。减腹茶能消积化滞、行气开胃、健脾清肝、清热解毒，有助于增强肠胃蠕动，促进消化，消除脂肪，促进新陈代谢，达到瘦腰减腹的效果。

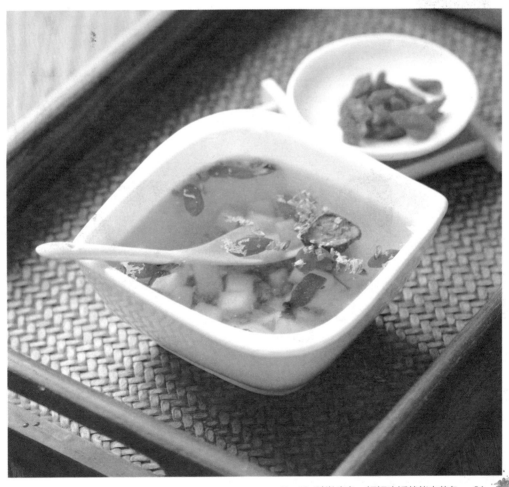

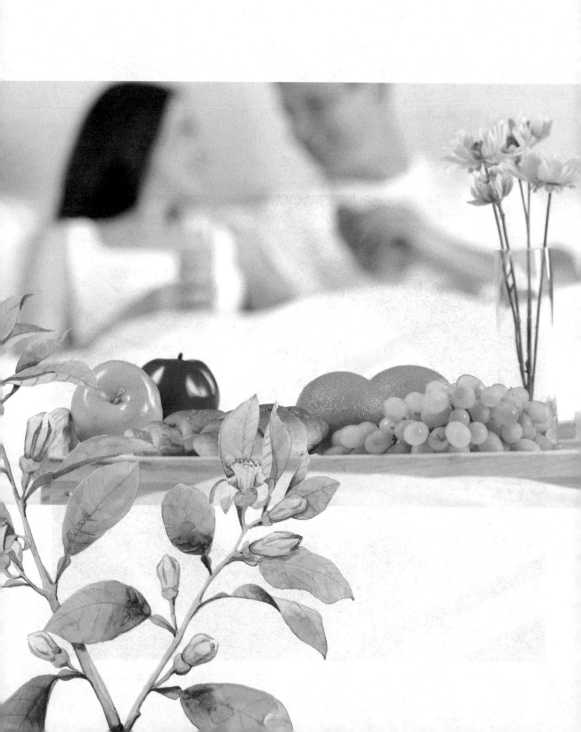

Part 3

饮食排毒，
窈窕身材吃出来

光注意吃还不够，

还要科学排出身体的毒素，

无毒一身轻，

身体清爽了，

自然离恼人的肥胖又远了一步。

饮食能够排毒，

可以让你吃出健康苗条的身材。

不做带"毒"的女人

很多女性会苦恼地发现，即使自己的饮食很健康、很科学了，依然瘦不下来，这就要从"排毒"这方面找原因了。肥胖多是由于体内沉淀废物和油脂，所以排毒与瘦身是联系在一起的，当你把身体里的垃圾毒素都排干净，身体自然也就瘦下来了。

现代人在饮食上过于精细少渣，忽略了纤维食物的摄入，由于膳食纤维缺乏，令粪便体积减小，黏滞度增加，在肠内运动缓慢，水分被过量吸收而导致便秘。水分摄入过少，肠胃中的垃圾和废物不能通过"润滑剂"排出体外而在体内大量堆积，形成便秘。

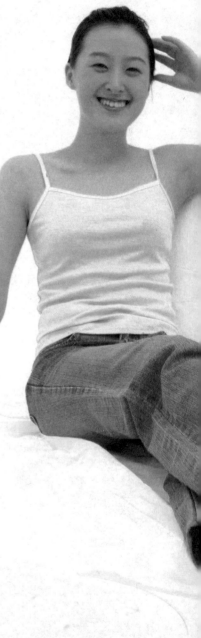

另外现在的女性生活节奏快，运动的时间少，或是长期坐着工作的白领们，因为平时缺乏运动，肠道动力不足，所以无法及时将堆积的粪便排出体外，久而久之就会导致便秘。

长期便秘不但会造成肥胖，还会带来许多不良后果，比如肛裂、痔疮等。有时还会因粪便在体内停留时间过长，致使毒素不能排出，导致健康受损。同时便秘还会影响患者的情绪，出现烦躁、血压升高等症状。

调整一下饮食习惯，多吃一些可以排出身体毒素、增强人体免疫力的食物，一旦毒素从体内排除了，游泳圈、小肚腩、小腹赘肉等问题也就随之不见了，这是健康减肥的治根之法！而且与敷化妆品相比，饮食排毒对保养皮肤更加健康有效。女人身体内清清爽爽的，外形自然也会苗条。不做带"毒"的女人，就从食物中寻找排毒密码吧！

排毒虽迫切，也不要走入误区

对于爱美的女性来说，排毒已经成为获得美丽容颜和苗条身材的一种时尚。但要记住排毒虽然是重要的事情，也不要盲目采取措施，一些排毒方法不仅对美容无益，还会损害身体健康，给女性带来困扰。

★ 误区一：依靠药物排毒

市面上所谓的排毒药物大多是泻药，用泻药排毒并不能有效排出人体的毒素，反而带走身体的大量水分，甚至造成脱水。而且这些药物中多半含有大黄，长期服用大黄类通便药物，会导致结肠黑变。所以在选择通过外力和药物进行排毒时，一定要考虑自身情况，切莫盲目。

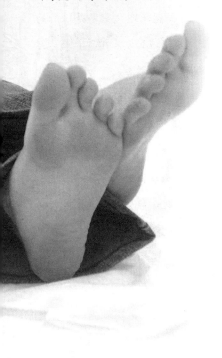

★ 误区二：喝减肥茶排毒

减肥茶中的物质会损伤肠道运动神经，带走肠道内的脂溶性维生素，长期饮用会使肠黏膜变色，使皮肤变干，得不偿失。

★ 误区三：节食排毒

盲目节食、减食可能会减少体内一些毒素，却会使身体缺乏起码的营养物质。使新陈代谢减缓，造成机体功能紊乱，身体免疫力大大降低。

★ 误区四：突击排毒

毒素分为内源性的和外源性的。我们生存在各种有毒的环境中，外来毒素时时侵袭身体；身体也在不断产生内生之毒，气血运行不畅，毒素就停留在身体内部。内外毒邪时时都在威胁着身体，而排毒解毒的工作也不能停止片刻，所以需要常年排毒解毒、调补身体。

早盐晚蜜，聪明女人的排毒小心机

聪明的女人善于利用身边一切看似不起眼却健康有效的食材来排毒养生，"早盐晚蜜"便是一种非常简易且有效的方法——每天早晨一杯竹盐水，晚上临睡再来一杯蜂蜜水，能让减肥与美容都变得轻松。

★ 早盐

每天早上刚起床的时候，可以为自己备上一杯纯净水，再加 1 小勺竹盐，然后空腹喝下去。不要小看这杯竹盐水，这里所用的竹盐比一般的食用盐含有更多营养成分，有更强的解毒、排毒功能。它能促进大肠蠕动，有效解决便秘问题，还能减少脂肪在肠道内的堆积，从而排出毒素，减少人体脂肪，达到瘦身排毒的效果。

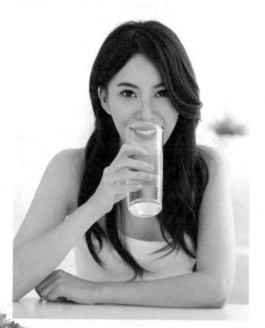

★ 晚蜜

每天晚上在临睡之前，喝一杯用温开水调服的蜂蜜，就能达到排毒养颜、滋补强身的目的。蜂蜜味甘、性平，自古以来，就被广泛用作滋补食品。蜂蜜有滑润肠道、润肺止咳、排毒养颜、帮助排便的神奇功效。经常食用蜂蜜，对预防和治疗心血管疾病，以及神经衰弱等病症，也有一定的辅助疗效。

实践证明，"早盐晚蜜"确实是很好的养生排毒方法。采用这种方法排毒养颜，再配合平时生活中的饮食调养、身体运动，就能更好、更持久地保持身体的健康与美丽。

但是，并不是每个人都适合用"早盐晚蜜"的办法。竹盐中含有的钠较多，能使血压增高，所以血压高的人不适合饮用；而蜂蜜的主要成分就是糖类，不适合糖尿病患者食用。所以有这两种病症的人，是不宜用"早盐晚蜜"的养生方式进行调理的。

果蔬排毒，养眼又养颜

食物排毒的密码其实都在我们身边简单易得的食材里。果蔬排毒更是物美价廉，而且可以长期食用，对女性美容健身很有效果。

苹果

苹果中所含的水溶性食物纤维果胶，能吸收消化道中的脂肪和毒素，保护肠壁，调整肠胃功能，防治高胆固醇，消除便秘，清理肠道，美化皮肤。苹果还能防癌，预防铅中毒。

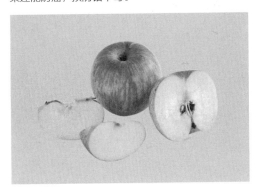

柠檬

柠檬中含有抗氧化功效的水溶性维生素 C，能有效改善血液循环，帮助血液正常排毒。柠檬汁可以清理粘腻的胃肠，让排便变得通畅。

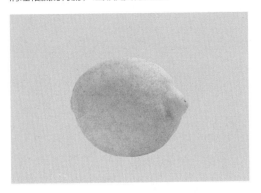

猕猴桃

猕猴桃是维生素 C 之王，能防癌、抑斑、美化皮肤、减缓衰老。猕猴桃含有的膳食纤维和抗氧化物质，能清热降火、润燥通便、增强免疫力。猕猴桃中还富含精氨酸，能改善血液流动，阻止血栓形成。

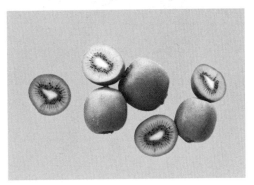

西瓜

西瓜中含有具有利尿功能的氨基酸，能够帮助排除人体多余的水分和毒素。需要强调的是，西瓜皮的利尿作用强于西瓜瓤，是清热解毒的佳品。

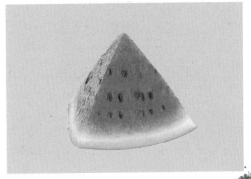

苦瓜

　　苦瓜可以清热消暑，具有明目解毒的功效。苦瓜中含有大量的果胶和纤维素，这两种物质可以刺激肠胃蠕动，防治便秘，有效排毒。

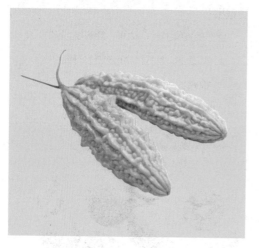

大白菜

　　大白菜中含有大量的粗纤维，可以促进肠胃的蠕动，稀释肠道毒素，帮助消化，防止大便干燥，既能治疗便秘，又有助于营养的吸收。

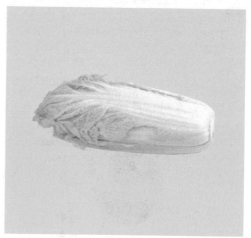

红薯

　　红薯是健康食物的翘楚，因为它含有丰富的营养物质，常食能防治营养不良。蒸煮后的红薯的食物纤维含量增加，能够促进肠道蠕动，防治便秘。

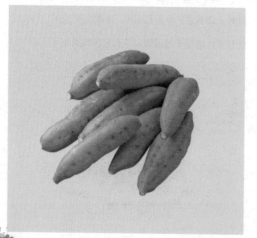

胡萝卜

　　胡萝卜含有植物纤维，这种植物纤维吸水性强，进入肠道后体积容易膨胀，可加速肠道的蠕动，保卫肠道的健康。

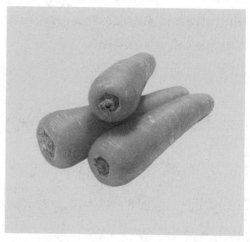

7日排毒瘦身食谱

有排毒需求的女性可以试一试7日排毒食谱！每天都是不同的口味，让你怎么吃都不腻，还能快速排毒，只需一周的时间，就能把身体内的毒素排出去！

★ 第一日排毒主角：海带

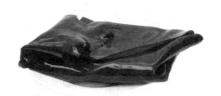

海带中所含的硫酸多糖，能清除附着在血管壁上的胆固醇，使身体中的胆固醇保持正常的水平。海带中的褐藻胶能在肠内形成凝胶状的物质，有助于排除肠道毒素，阻止人体吸收铅、镉等重金属，排出侵入体内的放射性元素，减少便秘和肠癌的发生。海带中还含有大量的碘，可降低女性体内的雌激素水平，促进卵巢功能恢复正常，从而消除乳腺增生的隐患。

排毒食谱

海带豆芽猪肉汤

材料：黄豆芽200克，海带、猪瘦肉各100克，姜片5克，葱段10克，盐适量。

做法：把黄豆芽洗净，去掉豆皮；海带洗净，切成丝；猪瘦肉洗净，切成丝。将猪瘦肉丝放入锅中，加入葱段、姜片和1000毫升清水，大火烧开，撇净浮沫，再放入大豆芽、海带丝，开锅后加盖并改用小火炖煮40分钟，加盐调味，再炖10分钟即可。

功效：佐餐食用。降低胆固醇、促进体内放射性物质的排出。

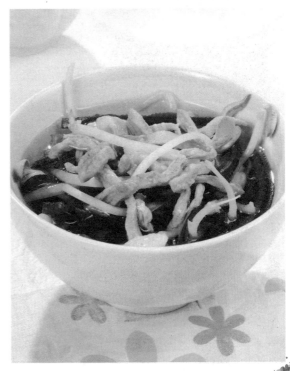

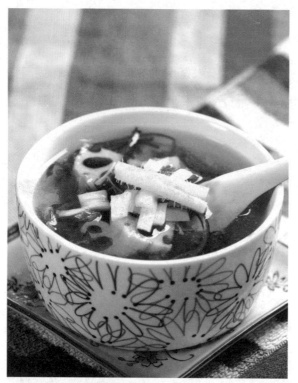

莲藕海带汤

材料： 海带100克，莲藕300克，姜3片，葱1段，盐适量。

做法： 海带洗净，切成大小适口的片状，预先泡上2~3小时。莲藕洗净，去皮去结，切成半厘米厚的薄片。葱洗净，切成丁。热锅倒油，放姜片爆香，倒入适量清水，煮沸后放入莲藕，煮20分钟。放入海带，煮15分钟。最后放入葱丁和适量盐调味即可。

功效： 莲藕开胃清热，海带可补充人体钾元素的流失。此汤能润肠通便。

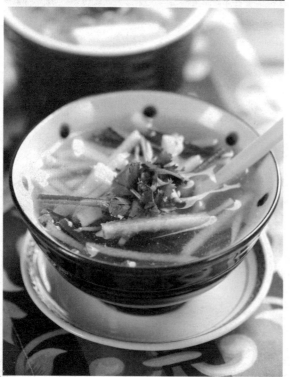

白萝卜海带汤

材料： 白萝卜片300克，水发海带100克，香菜15克，清汤800毫升，姜1片，盐适量。

做法： 水发海带洗净，切菱形块。香菜洗净，切段；姜洗净，切丝。锅置火上，倒入清汤，大火煮沸，放入白萝卜片、海带块、姜丝。大火再次煮沸后改小火煮约1小时，至海带块熟烂。加盐调味，撒上香菜段即可。

功效： 海带和白萝卜都是排毒的明星食材，二者一起煲汤，排毒功效更是加倍。

★ 第二日排毒主角：黑木耳

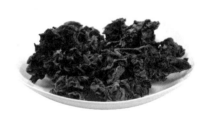

黑木耳具有补气活血、凉血滋润的作用，能消除血液里的热毒。

黑木耳中含有的植物胶质具有较强的吸附力，可以将残留在人体内的杂质排出体外，能够起到清胃涤肠的作用。对人体难以消化的谷壳、木渣、沙子、金属屑等，黑木耳还具有溶解的作用，并且对胆结石、肾结石也有化解功能。

黑木耳还能减少血液凝块，预防血栓的形成。

排毒食谱

黑木耳红枣汤

材料：黑木耳 30 克，红枣 10 克，白糖适量。

做法：黑木耳焯一遍，沥干。红枣洗净，去核。将黑木耳和红枣一起放入水中煮 30 分钟，再加入白糖调味即可。

功效：可做饭后甜品，黑木耳能清肠胃，红枣能够养颜。

黄瓜木耳汤

材料：黄瓜 1 根，干木耳 40 克，姜 1 块，葱花 10 克，盐、味精各适量。

做法：将黄瓜去皮后切成块。姜去皮洗净，切成姜末。干木耳用水洗净，温水泡发，剪掉头蒂备用。锅中油烧至七成热，放入姜末、黄瓜、木耳翻炒，加入开水，大火烧开。放入盐、味精调味。待汤色变白后起锅，撒上葱花即可。

功效：黄瓜中的纤维素对排毒和降低胆固醇有一定作用。

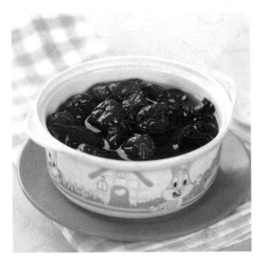

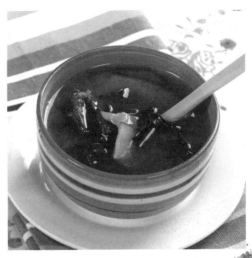

★ 第三日排毒主角：绿豆

绿豆可解百毒，能帮助体内的有毒物质尽快排出，促进机体的正常代谢。

绿豆含有能降血压、降血脂的物质，经常食用绿豆，还可以治疗因缺乏维生素 A 引起的夜盲症，因缺乏维生素 B_2 引起的舌疮口炎及阴囊炎，因缺乏维生素 C 引起的坏血病等。

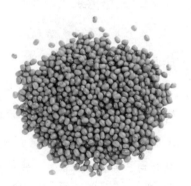

排毒食谱

绿豆排骨汤

材料： 排骨 500 克，绿豆 200 克，姜 2 片，食盐 3 克。

做法： 排骨用沸水焯一下，取出冲洗干净。排骨放入砂锅，加入适量清水，加 2 片姜，大火煮开。放入绿豆，煮开后转小火，继续煮 45 分钟，关火前放食盐调味即可。

功效： 清热解暑，减肥消肿。

冰糖绿豆汤

材料： 绿豆 500 克，冰糖适量。

做法： 将绿豆挑一下，把坏的挑出来，然后用凉水泡 30 分钟左右。锅中放入凉水，将绿豆倒入，水量以没过绿豆 2~3 厘米为宜。煮开后，改用中火熬制，直到锅底的汤发黑。将绿豆捞出来冲洗 2 遍。再加入水、冰糖，盖上锅盖，大火煮开。中火继续煮 20 分钟，直到绿豆酥烂、汤色碧绿即可。

功效： 夏天喝绿豆汤消暑益气、清热解毒、润喉止渴，能预防中暑，治疗食物中毒等。

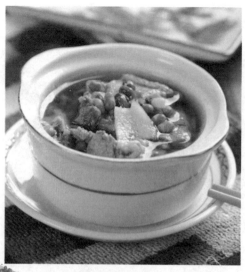

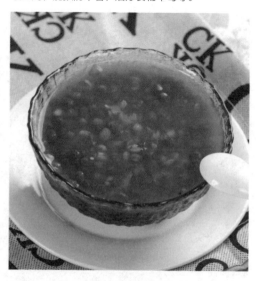

★ 第四日排毒主角：胡萝卜

胡萝卜中富含植物纤维，在肠道中能够膨胀，加速肠道蠕动，有效排毒。

胡萝卜中所含的胡萝卜素，可以清除能导致人体衰老的自由基，所含的B族维生素和维生素C等营养成分也有润肤、抗衰老的作用。

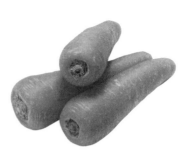

女性经常进食胡萝卜，还能降低患卵巢癌的概率。

排毒食谱

胡萝卜炖牛肉

材料：牛肉500克，胡萝卜（中等大小）1根、洋葱各2个，土豆（中等大小）3个，嫩豆荚50克，枸杞子30克，胡椒粉、盐、油各适量。

做法：将牛肉切成小块，撒上盐与胡椒粉，胡萝卜切成小块，土豆、洋葱切片，豆荚切段。锅内油热后放入牛肉块炒成茶色，将洋葱片少许放入共炒。锅内放入热水4碗，加入枸杞子，煮开后，改小火煮炖1小时。加入胡萝卜、土豆、豆荚和洋葱继续炖20分钟。加盐，再煮10分钟即可。

功效：佐餐食用。降低体内汞浓度。

胡萝卜甜粥

材料：大米80克，胡萝卜15克，白糖少许。

做法：将胡萝卜洗净剁成细末。大米淘洗干净。锅中加水，放入大米烧开，待米煮烂，再将胡萝卜末放入同煮。粥煮稠后，放入白糖即成。

功效：此粥不仅有排毒的作用，还可补充多种维生素。

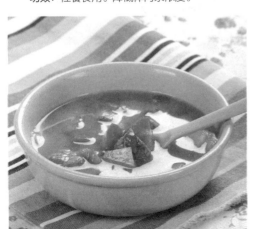

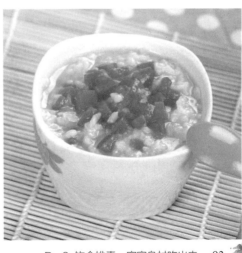

★ 第五日排毒主角：南瓜

南瓜中含有丰富的果胶，可以延缓肠道对糖和脂质的吸收，还可以清除体内的重金属和部分农药残留，有防癌去毒的作用。南瓜还有消除致癌物质亚硝酸胺的作用。南瓜所含成分能促进胆汁分泌，加强胃肠蠕动，帮助消化。

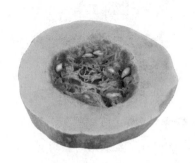

排毒食谱

南瓜饭

材料： 小南瓜 1 个，大米 100 克，羊肉馅（两分肥八分瘦）、盐各适量。

做法： 将大米和羊肉馅和匀后放入盆中，加入适量的清水，水以没过材料 3 厘米左右为宜，放入蒸锅，蒸至上汽，改中火再蒸 15 分钟取出。加入 2 克左右的盐搅拌均匀。南瓜洗净，从下往上 1/3 处切开，挖出瓜瓤，洗净后放入蒸好的肉馅米饭。盖上瓜盖，放入蒸锅蒸 20 分钟即好。

功效： 清除体内的重金属及农药残留。

山药南瓜粥

材料： 大米、山药、南瓜各 100 克，盐适量。

做法： 1. 大米淘洗干净，用冷水浸泡半小时，捞出沥干水分。

2. 将山药去皮洗净，切成小丁；南瓜洗净，切成小丁。

3. 向锅内注入 600 毫升冷水，将大米下锅，用大火煮沸；然后放入山药、南瓜，改小火继续煮；待米烂粥稠时下盐调味即可。

功效： 这道粥有解毒、保护胃黏膜、帮助消化的功效，对便秘也有一定的调理作用。

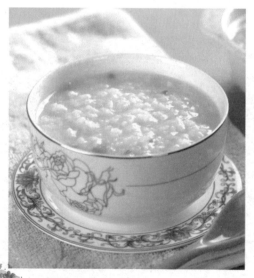

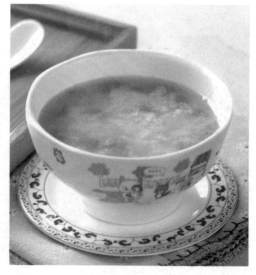

★ 第六日排毒主角：冬瓜

冬瓜性凉、味甘淡，有利小便的作用。《本草再新》记载其能"利湿去风"。冬瓜本身又含多量的水分和丰富的营养，维生素C的含量特别丰富，有促进尿酸排泄的作用。

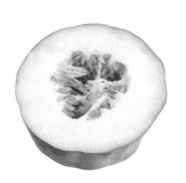

冬瓜中所含的丙醇二酸，能有效地抑制糖类转化为脂肪，加之冬瓜本身几乎不含脂肪，热量不高，所以对于防止发胖具有重要意义。

排毒食谱

冬瓜银耳羹

材料： 冬瓜250克，银耳30克，盐、鸡精、植物油各适量。

做法： 将冬瓜去皮、瓤，切成片状；银耳用水泡发，洗净；锅放火上加油烧热，把冬瓜倒入煸炒片刻，加水、盐、烧至冬瓜将熟时，加入银耳、鸡精调匀即成。

功效： 冬瓜不含脂肪、淀粉等成分，银耳富含胶质，二者搭配能有效排出毒素。

冬瓜炖乌鱼

材料： 乌鱼800克，冬瓜450克，料酒、盐、葱段、姜片、胡椒粉、鸡汤各适量。

做法： 将冬瓜去皮和瓤，切成方片。将乌鱼去鳃和内脏，切成段，洗净，放入油锅中稍煎。锅内放入适量鸡汤，加入葱段、姜片、盐、料酒和乌鱼段，煮熟，再放入冬瓜片，煮熟，最后撒上胡椒粉即可。

功效： 冬瓜具有利水消痰、清热解毒的作用，乌鱼具有补脾益胃、利水消肿作用。

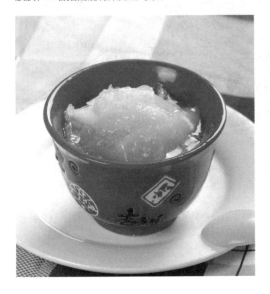

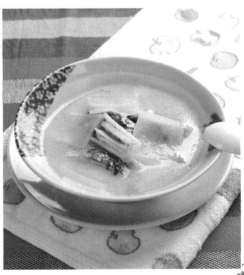

★ 第七日排毒主角：菠菜

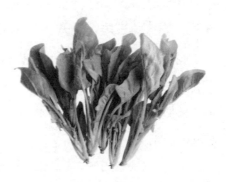

菠菜能够清理人体肠胃中淤积的热毒，可以防治便秘，使人容光焕发。菠菜叶中含有一种类似胰岛素的物质，能使身体中的血糖保持稳定。菠菜含有丰富的维生素，能防治口角炎、夜盲症等维生素缺乏症。

菠菜中还含有大量的抗氧化剂，具有延缓衰老、促进细胞增殖的作用，能激活大脑功能，增强人体的青春活力，防止大脑老化。

排毒食谱

菠菜炒鸡蛋

材料： 菠菜400克，鸡蛋1个，盐2克，植物油5克，料酒、葱花、姜末、鸡精各适量。

做法： 将菠菜洗净后切成3~4厘米长的段，放入开水中烫一下，捞出后用凉水浸一下待用；将鸡蛋加盐在碗中打散。炒锅置旺火上，将油烧热，倒入鸡蛋炒熟，盛出待用。炒锅再烧热，放油，下葱、姜末爆香，烹入料酒，下菠菜、盐，煸炒至菠菜断生，然后放入炒好的鸡蛋，翻炒均匀，加鸡精炒匀出锅。

功效： 清理肠胃热毒。

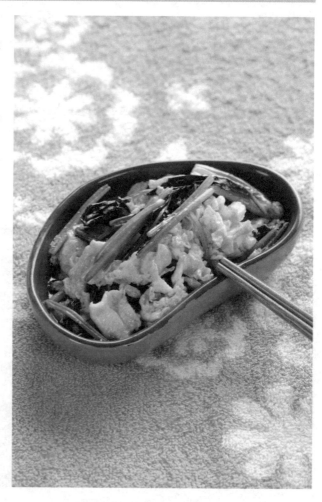

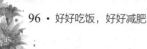

菠菜芹菜粥

材料：大米100克，芹菜250克，菠菜250克。

做法：将菠菜、芹菜分别洗净后切成4厘米长的段。将大米淘洗干净，放于锅内，加入800毫升清水，置大火上烧沸，再改用小火煮30分钟。待米烂粥稠后，加入芹菜、菠菜，再次烧沸，打开盖煮10分钟即成。

功效：菠菜和芹菜均有清热功效，所含膳食纤维也很丰富，对肠燥便秘有一定的预防治疗作用。

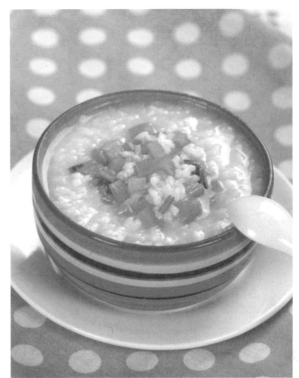

凉拌菠菜

材料：菠菜300克，银耳10克，葱丝、姜丝、醋、盐、香油、蒜泥各适量。

做法：将菠菜择去老叶，去根，洗净，切段。银耳用温水泡发，然后去蒂，撕开备用。将适量醋、香油、盐和蒜泥一同入碗拌匀，调成汁。锅中加水烧沸，放入菠菜段稍煮一下，捞出过凉。将菠菜用手挤去水分，放入盘内，加银耳、葱丝、姜丝，倒入调味汁，拌匀即可。

功效：清爽开胃，排毒养颜。

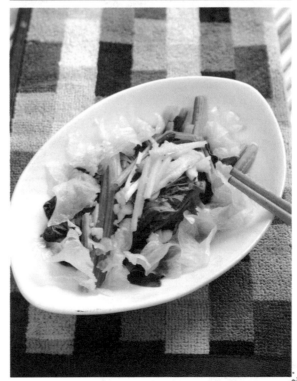

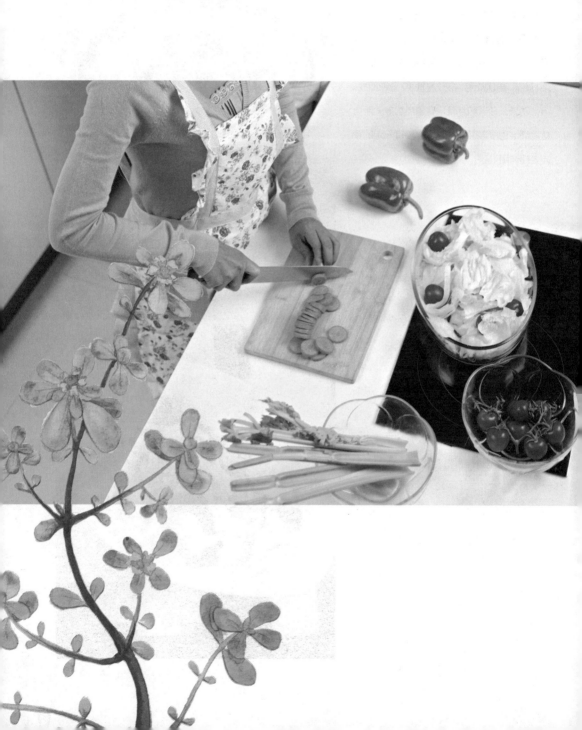

Part 4

瘦身厨房
——下厨的那些必修课

"工欲善其事，必先利其器"，

想要边吃边瘦，

下厨给自己烹制瘦身大餐，

首先要修习一下厨房里的各种"武器"

和烹饪瘦身餐的"十八般武艺"。

刀功——切菜的招式多

想要下厨给自己做瘦身餐,首先要学会处理食材,切菜是必须要学会的。切菜的讲究很多,应根据材料选择适当的切法。家庭烹饪常用直刀法,直刀法又分为推切、拉切、滚切、直切、锯切、铡切等。

推切

是用刀对准材料,自上而下从靠近身体处往外推切出去,一推到底把材料切开。这种切法适用于质地松散、用直切法容易破裂或散开的材料,比如叉烧肉、熟鸡蛋等。

滚切

是指每切完一刀,便将材料滚动一次,滚动的角度应一致,才能使切好的材料形状保持一致,适用于长条的圆柱形或近似柱状的脆性材料,如萝卜、黄瓜、土豆等。

锯切

以先推后拉的方式拉锯式地将材料切断。这种刀法适用于较厚、较硬的韧性材料,或组织松散的食材,如火腿、里脊肉、筋络、面包、蛋糕等。

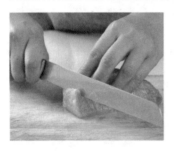
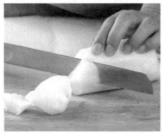
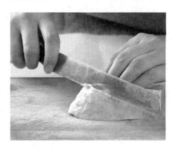

拉切

是用刀刃的中后部位对准材料,由上而下往身体的方向一拉到底,将材料切断。这种刀法适用于软的、有韧性或有筋的材料,如猪蹄。

直切

是指用刀直接切材料。刀身与砧板垂直,上下起落将材料切断。这种刀法适合切无骨的材料,如竹笋、萝卜、豆腐等。

铡切

是指一手持刀柄,一手按住刀背的前端,将材料放在刀刃的中间,抬起刀柄时压低刀尖,持刀柄的手再用力压切,如此反复交替。此法适宜切末或切带壳及带软骨的材料,如蟹、大蒜等。

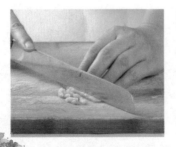
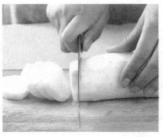
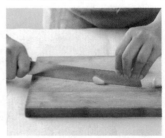

选择适合的烹饪工具

"工欲善其事，必先利其器。"选择适当的烹调器具，可以帮助你在短时间内烹煮食物，不仅兼顾食物的色、香、味，且有助于能量的摄取，让你享受快速、方便的烹调乐趣。

微波炉

是讲求快速烹调的不二选择，不需加油即可热菜或烹调食物，既方便又省时，分量也容易掌控，是便利的好帮手。

焖烧锅

适合炖煮肉类及甜品等各类食物，既可节省能源的使用，又能保留食物的原味及营养。尤其是在炖煮肉类时，可将油脂充分释出，故食用前只需将浮在上层的油脂捞去，即可减少热量的摄取。

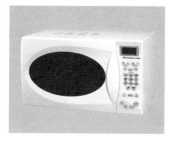

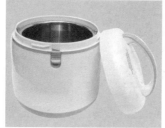

烤箱

能以200℃的高温加热处理食物，并设有定时装置，不需随时在旁观看，且不需用油，即可迅速将食材烤熟，既能保持食物的原味，又可减少油脂的摄取。

不粘锅

较传统的锅可节省一半的用油量；遇到油脂较高的肉类食材时，甚至不加油就能炒出好味道。

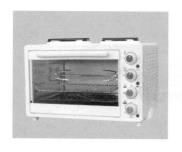

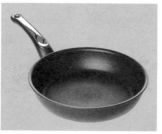

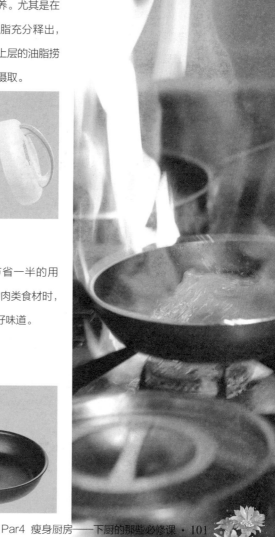

了解不同食物的不同烹饪方式

了解了刀法和烹饪工具之后，还要了解哪些食物适合减肥者食用，以及不同食物应该采用什么样的烹调方式，这样才能吃出美味、健康和窈窕。

谷类是热量的主要来源，且具有促进代谢、减少脂肪摄入的作用，但很多谷类食物不适合单独烹调，如糙米、胚芽米、小麦麸、燕麦、薏米等杂粮，以及绿豆、红豆、黄豆、黑豆等豆类，因此食物都可在煮饭、熬粥的时候适量放入这些食物，并且要煮得软烂，才能帮助消化，促进减肥。

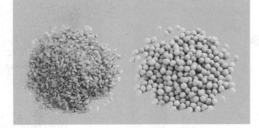

肉类应选择鸡肉、鱼肉等白肉为佳，其脂肪含量较猪、牛、羊等红肉为低，且烹调时最好去皮、去脂；鱼类以鲤鱼、黄鱼、鲫鱼等具有利水减肥功用者为佳选。若要选择猪肉，建议选里脊肉及前、后腿肉；牛肉则尽量选择牛腱及牛腿肉，这些部位的脂肪含量较少。

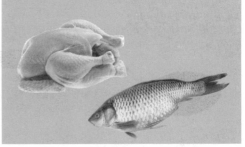

蔬菜类包括空心菜、菠菜、芥蓝菜、菜花、芹菜、萝卜、冬瓜、丝瓜、黄瓜、韭菜、白菜、圆白菜、豆芽菜、金针菇、竹笋、蘑菇等，都可多加食用。在烹煮这些食物时，不要煮得太久太烂，否则易破坏纤维质，从而降低刺激肠胃蠕动的功能。

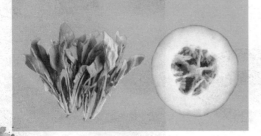

其他食材包括海带、海藻、海蜇皮、豆腐、黑木耳等，均可采取凉拌的方式食用。

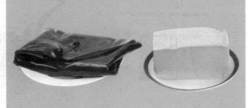

调料和控油的窍门

烹调食物时，低盐、低糖、低热量是基本原则，而调味料则会直接影响到食物的风味，加上其本身也含有热量，因此，如何拿捏适当的调料用量，也是一门学问。

应减少盐、味精、胡椒粉、沙茶酱的用量，不妨多利用大蒜、青葱、辣椒、柠檬、姜、醋、八角茴香、咖喱等天然的调味料，或者选用低钠盐来取代一般食盐，更为健康。

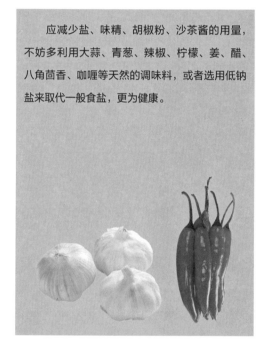

建议可利用白菜、萝卜、卷心菜、海带、香菇、虾米、干贝、小鱼干等蔬菜及水产品等来增加食物的鲜味；或者选用少量的酒、番茄酱、水果醋等调味，增加食物的风味。

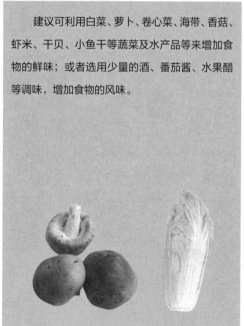

除了调料的使用外，给菜肴控油还有其他一些妙招。烹调肉类时，可以先用小火煎一下，让肉中的脂肪渗出来，然后把充满动物油脂的汤汁隔掉，再用吸油纸除去油脂，然后再进行烹调，这样能让肉中的脂肪变少很多。对于喜欢吃肉的人来说，这是不错的减肥吃法。

炒完菜后不要立即把菜盛入盘中，也不要把汤汁一股脑都倒进盘中，可以先将炒锅斜放2~3分钟，待油和菜分离后控出油再将菜装盘，这样菜肴中的油就少很多了。

汤炖好后，晾凉，放入冰箱中冷藏，油脂遇冷会凝结浮在汤汁上面，把这层凝结的油脂去掉，就能大大减少把脂肪吃进肚子的概率。

烹饪瘦身餐的十八般武艺

选择和处理加工食材是烹饪的第一步。在这一步，可以去掉食材上的一部分脂肪，让食物"瘦"下来。

不同部位的肉，脂肪含量和热量也不同。在选择肉食时，我们尽量选择脂肪含量和热量少的部位。鸡肉、鸭肉的皮含有较多的脂肪，在做鸡肉、鸭肉时最好去掉皮，这样能降低20%左右的热量。在选择猪肉时，尽量选择瘦肉，因为瘦肉含有的脂肪和热量远远低于肥肉。

★ 凉拌：清爽简单的美味

凉拌，即将食物处理后添加适量的调味料进行拌制。凉拌菜多以蔬菜、水果为主要材料，因其热量低，而且富含维生素、膳食纤维，很受"享瘦一族"的青睐。

但是，通过食用凉拌菜进行瘦身也有讲究：避免使用火腿、油炸鸡块及多脂沙拉酱；菜肴中应含有多种蔬菜、水果，以及营养丰富的豆类及杏仁等；最好放些醋，少放油，且最后放油，使菜少吸收油脂。

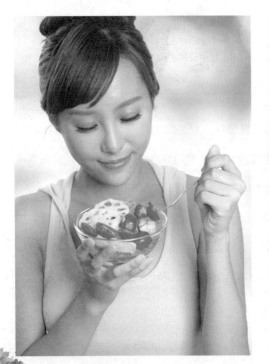

给蔬菜沙拉也减减肥

一说到减肥蔬菜肴，很多人肯定会选择蔬菜沙拉。因为沙拉酱很美味，而且听说热量低。其实，市售沙拉酱中含有大量的盐分、糖分和其他油脂成分，脂肪含量和热量并不低。因此，沙拉酱并不是想吃多少就能吃多少的。

那么，怎样才能让蔬菜既瘦身又美味？用"橄榄油＋醋"制成油醋汁，或者用"醋＋蒜蓉"制成蒜醋汁代替沙拉酱，这样制成的蔬菜沙拉就可以大大减少热量。

此外，制作凉拌沙拉时，可以用凝态低脂酸奶或水果醋、柠檬汁等来取代沙拉酱，既可保持食材的脆度，还有提味和促进消化的作用。

★ 煎、炒、炸：其实也可以不油腻

因为煎、炒、炸的烹饪方式会用到较多的油，而减肥要限制油脂的摄入，所以减肥者要尽量避免使用煎、炒、炸的烹饪方式制作菜肴，外出就餐时也要尽量避免食用煎、炒、炸类的食物。

但是，对于很多吃货来说，忌口是一件多么痛苦的事情！其实，可以运用一些小技巧，让煎、炒、炸类的食物也变得低脂肪，让你可以享受丰富多变的清爽美味。

> 烹调用油一定要是植物油，如橄榄油、玉米油、红花籽油等，不要选择含动物性脂肪的猪油及热量很高的奶油。

在处理食材时，可以将食材尽量切成大块，这样可减少油脂与食物接触的面积，使食物少吸收一些油脂，不至于变"胖"。

> 炒菜时最好用不粘锅，因为不粘锅的用油量是传统锅具的一半。

当你烹调肉类食物时，因其本身就含有油脂，因此也可以少放些油，若有肥肉时，甚至可以不必放油。吃煎肉、煎鱼或油炸食品时，可在盘里放一张吸油纸巾，将多余的油脂吸去，然后再食用，可以减少一部分脂肪的摄入。

> 油炸食物时，尽量不要用回锅油，因为回锅油已经吸收过很多的热量了，如果再使用，容易被食物吸收而让食物变得更加油腻。应使用新的植物油进行油炸。

在油炸时，应采取干炸的方式，因为干炸能降低食材吸油率。最好不要裹面粉或沾蛋液后再炸，因为面粉、蛋液吸油性较强。

★ 清蒸、水煮：保留食物的本味和营养

清蒸、水煮的烹调方式能在很大程度上减少食材中营养的流失，而且烹调用油最少。对于需要控制油脂和热量的瘦身女性来说，采用这几种烹饪方式制作菜肴，对预防小肚腩、维持身体优美曲线和体型十分有利。

但是，清蒸、水煮的烹调手法比较简单，往往做出来的食物给人不够美味的感觉。其实，使用一些小技巧，同样能让清蒸、水煮的菜肴美味无穷。

> 采用清蒸的方式烹调蔬菜之前，先在蔬菜上面撒一些盐，可以让蔬菜不至于因高温而变黄，从而保证菜肴的色泽。在蒸肉之前，可以将肉用酱油、生姜等调味料进行腌渍，这样蒸出来的肉会很入味。

不论是清蒸还是水煮，都要把握好时间，不能蒸过度或者煮的时间太长。因为蒸煮的时间过长，不仅会影响食物的口感、色泽和风味等，还会造成营养成分过多流失。

> 在蒸煮蔬菜类食物时，应尽量切大块一些，以保持口感，且更能产生饱腹感；肉类食物则最好切成条状、片状或丁状，不仅好腌渍入味，而且可减少摄取量，在视觉上也感觉分量较多。

水煮食物时，先以大火将水烧至滚沸，再放入食材，接着应转为小火续煮；煮的同时可将浮在水面上的残渣浊水捞去，如此既可保住食物软嫩的口感，又可维持汤头的清澈和甜度。

★ 煎炖卤、烧烤：设法除去一部分油脂

猪肉、牛肉、羊肉、鸡肉经常使用炖卤、烧烤的方式烹调，通过多种食材和酱料的调配，往往散发诱人的香味，让你垂涎三尺。但是，用炖卤、烧烤等方式制作的食物，通常含有大量的油脂和热量，而很多人又对这类食物难以割舍，怎么办？不妨运用一些小技巧，除去这类食物的一部分油脂，这样就不用担心吃进太多脂肪了。

炖卤肉类之前，要先除去肥肉部分或含油脂较多的部分。之后，用沸水焯烫一遍，再进行炖卤。这样既能保持汤汁的清爽，又可减少油脂。

炖煮猪肉、猪脚等肉类时，应将浮在汤汁上方的油脂捞出，或者是待熟后，放凉，放进冰箱中冷藏，等油脂凝固后再捞取。

烧烤肉类或海鲜时，食物表面会流出油脂，应将这一部分油脂去除，这样能避免摄入过多的热量和脂肪。

烧烤食物所搭配的蘸料，应以清爽、低盐为原则，勿加入太多盐、糖、味精、沙茶酱、辣椒酱等。建议不妨先用低盐酱油及葱、蒜、姜、辣椒等天然配料，将食物腌渍好，烧烤时就不需要再使用其他蘸料。或者，在使用蘸料之前，先用开水稀释一下蘸料，也可以减少盐及油脂的摄取。

★ 煲汤：低脂美味有诀窍

饭前一碗汤，能让你产生饱腹感，从而减少主食的摄入量。那么，什么汤适合减肥的人喝？怎么才能煮出一锅低脂又美味的汤？

煮汤的材料一定要新鲜，避免用罐头或已经加工过的食材，因为罐头和加工过的食材通常盐分、糖分等较高，容易析到汤汁中，让汤的热量变高。

可用白菜、萝卜、卷心菜、海带、香菇、虾米、干贝、小鱼干等低热量蔬菜及海鲜类食物煮汤，利用其原本的鲜味来提味，如此可减少其他调味料的使用。尽量少用骨头或肉类熬汤，因为骨头或肉类或多或少都带有脂肪。

在食材选择上，尽量以蔬菜为主，因为蔬菜比较清淡，而且热量低，几乎不含脂肪。此外，建议将蔬菜切大块一些，不仅可以增加嚼劲及饱腹感，同时有助于促进肠胃蠕动，增强代谢。

煮汤时最好用清水直接煮，尽量避免炒、煎后再煮。汤滚沸后，应将浮在上层的油脂捞去，这样可降低汤的热量。

煮汤时应掌握清爽原则，尽量少用生粉勾芡，或加奶油做成浓汤、羹汤，因其热量较高，不利于减肥。煮西式浓汤时，最好少用奶油，不妨加入面粉或玉米淀粉来增加浓稠度。

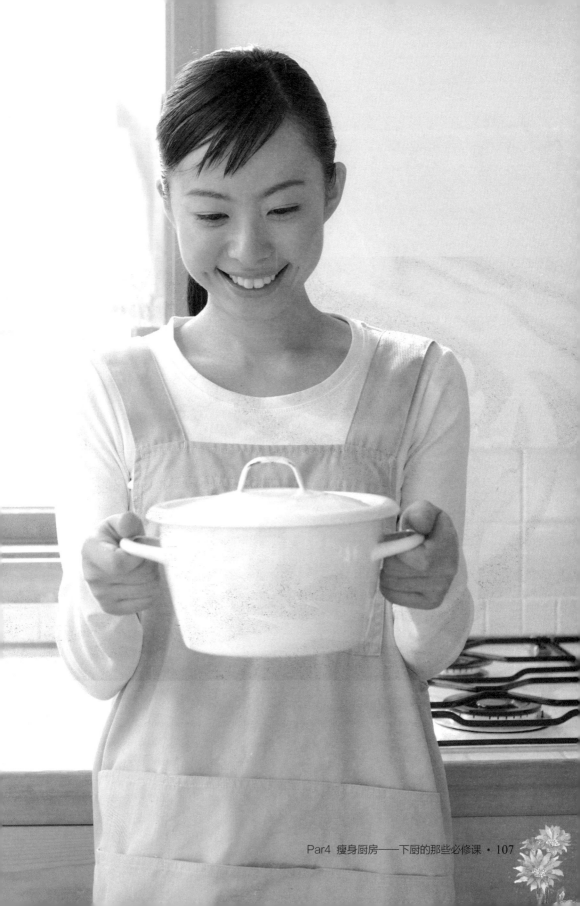

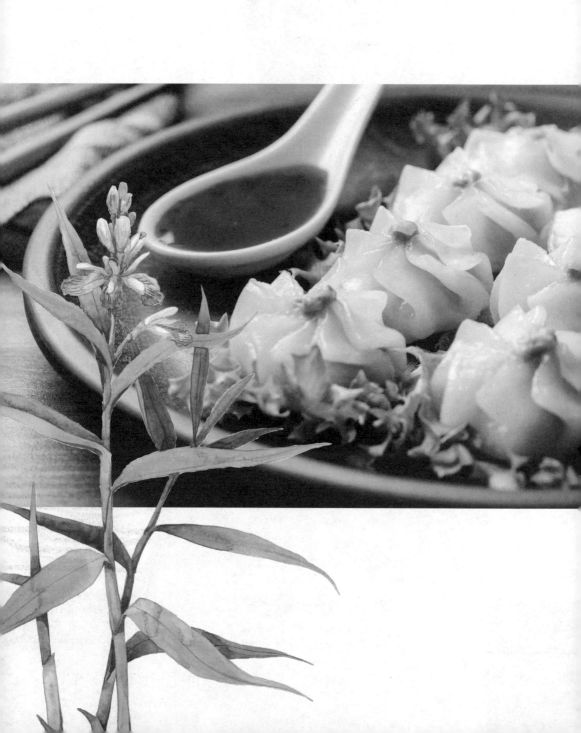

Part 5

对号入座，
才能让味蕾和身材双赢

肥胖形成的原因不同，

类型也不同，

减肥只有对症下药，

才能事半功倍。

找准适合自己的瘦身方法，

相信你很快就能拥有曼妙的身姿。

中医关于肥胖的分类，看看你是哪一种

《黄帝内经》将肥胖的人分为三种类型：膏人、肉人和脂人。

膏人	腹部脂肪多的人被称为膏人，就是现在挺着啤酒肚、赘肉很多的人。
肉人	全身肌肉脂肪都很匀称，脂肪虽多但体型高大健硕的人被称为肉人，这样的人没有赘肉，看着像铁塔一样强健，皮肤和气色往往很健康。此类是健康人。
脂人	体型没有肉人高大健壮，但也不像膏人那样挺着大肚子，体型虽小但周身都有脂肪，丰满而娇小。

在这三种肥胖类型的人中，膏人是最不健康的类型，与肉人和脂人相比，膏人的腰围是最粗的，现代医学研究表明，腰围与慢性病的危险程度呈正比，腰围较粗的人患高血压、糖尿病、心肌梗死、脑出血的危险要远远高于腰围较细的人。

中医认为胖人多见阳虚或痰湿内阻，而单纯阴虚型在肥胖者中较少见。肥胖的人如果面色白，多属于气虚或痰湿内阻，要以补气或化痰湿的方法来调理。

正常的情况下，人的摄入和转化功能平衡，当进食过多或者转化功能降低时就会发生肥胖，进食过多一般会引起痰湿症状，在调养时应化痰除湿；转化功能降低多与气虚、阳虚有关，所以也有"胖补气"之说，调养时应注意益气，温阳。

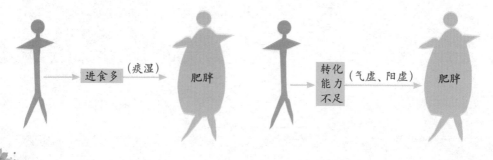

痰湿型肥胖——大腹便便，身体沉重

中医认为腹部由脾所管辖，人吃进去的食物经过胃的受纳，脾的转化和运输，将饮食中的精华变成人需要的气血，多余的废物最后变成粪尿排出体外，如果进食超过了人体脾的转化限度，就会被堆积起来，人体就把多余的营养物储存在脾所管辖的腹部，变成了痰湿，即成膏人。

膏人中有些人是脾胃功能下降引起的，也有些是脾胃功能没下降，但超过了功能的发挥限度引起的，因此，可能是单纯痰湿，也可能是脾虚兼痰湿在体内，无论是哪种类型，都不能轻易补脾胃的气，而应该先把痰湿转化掉，待痰湿变少了，身体不再沉重了，再用补益脾胃的办法，这时可以参考后文气虚型肥胖的调理方法。

★ 明星瘦身食材

白萝卜

白萝卜能理气化痰湿和利水，对于痰湿内蕴的肥胖能将体内多余的水液从尿道排出体外，达到减肥的目的。生萝卜能祛痰，而熟白萝卜能下气和消食，如果想减肥应生熟两种萝卜都吃。

食用注意：白萝卜下气力强，气虚型肥胖的人应少吃。

薏米

薏米有健脾化湿和利尿解毒的作用，薏米通过加强人的脾胃运化水液和食物的功能把体内多余的废水废物排出体外，因此，脾虚湿阻型肥胖的人应多吃薏米。

食用注意：薏米应多吃、长期吃才能有效果，便秘的人和孕妇应尽量不吃薏米。

丝瓜

丝瓜有清热化痰和通经络的功用，对于痰湿型肥胖来说，能消除痰湿，促进体内水液的流通来帮助减肥。

食用注意：脾胃阳虚、大便稀溏的人应少食丝瓜。

红豆

红豆有很好的利水化湿和解毒利尿功能，红豆含丰富的钾元素，能帮助人体把多余的盐分和水分排出体外，对于水液停留的肥胖患者非常有用。

食用注意：阴虚而没有湿热的人和尿频尿多的人忌食红豆。

乌龙茶

乌龙茶能温胃化湿、利尿减肥，乌龙茶含较多的茶多酚，茶多酚能帮助脂肪分解，而且乌龙茶性温，能使身体产热增多，促进脂肪分解和转化。

食用注意：乌龙茶要在饭后1小时以后喝，不能在饭后立刻就喝。

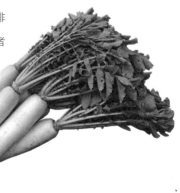

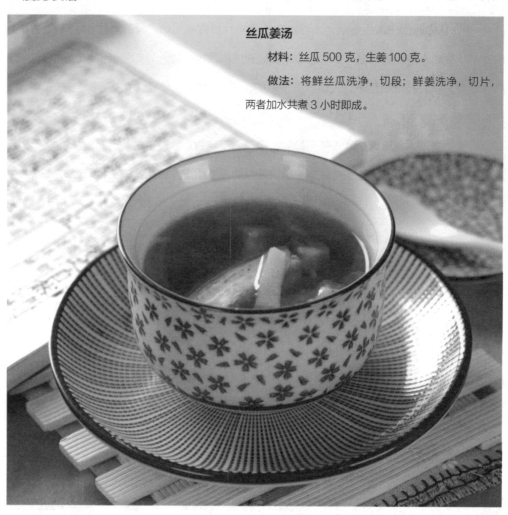

丝瓜姜汤

材料： 丝瓜 500 克，生姜 100 克。

做法： 将鲜丝瓜洗净，切段；鲜姜洗净，切片，两者加水共煮 3 小时即成。

银耳薏米红豆粥

材料 薏米 100 克，红豆 50 克，大枣 25 克，银耳 6 克，白糖 20 克。

做法： 将薏米、红豆用温水浸泡几个小时，大枣去核，银耳泡发。将材料一同放入锅中，加水，大火煮滚，转小火再煮 30 分钟。待粥成时加入白糖调味即可。

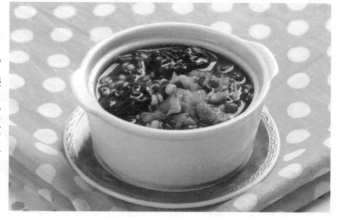

牡蛎萝卜汤

材料： 牡蛎肉200克，白萝卜150克，葱、高汤、盐、白胡椒粉、料酒各适量。

做法： 葱切末，白萝卜去皮、切条，牡蛎肉洗净。将高汤倒入锅中，加白萝卜条煮至透明，下入牡蛎肉，烹入料酒汆烫2分钟，加盐、白胡椒粉调味，撒上葱末即可。

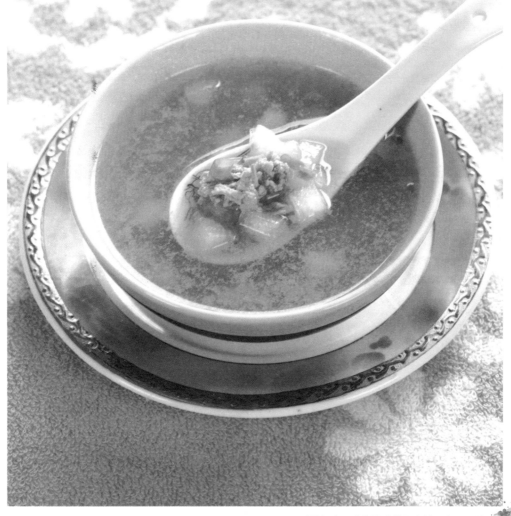

气虚型肥胖——少气无力，多说话都感觉累

如果肥胖的人平时少气无力，多说话后即感觉很累，或在稍一劳累后或轻度运动后就气喘吁吁，这就是气虚型肥胖，主要原因是肺气不足或脾胃气虚。肺气虚的胖人不仅气短懒言，而且容易咳嗽，尤其是稍微受风或轻度活动后就会咳嗽，没有明显的食欲缺乏或腹胀、大便稀溏的表现。脾胃气虚的胖人不仅少气无力，胳膊或腿经常没力气，而且容易腹胀、腹部有下坠感，不爱吃饭或经常大便稀溏，但不像肺气虚的人那样经常咳嗽，偶尔咳嗽也不会缠绵难愈。肺气虚和脾胃气虚的处理办法就是补益肺气和脾胃气。

★ 明星瘦身食材

山药

山药能补脾益气，适合气虚型肥胖者经常进食，山药能补充人体脾气也就是加强人的消化能力，把多余的废物消化排掉，从而达到减肥的效果。最好买药店切成薄片的山药，而不是菜市场卖的山药。

食用注意： 山药补脾气，容易使气的流通停滞，气郁腹胀和痰多胸闷的人不宜进食山药。另外，便秘的人也应少吃山药。

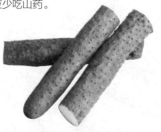

芋头

芋头有补脾益肾、化痰软坚和消肿散结等功效，适合脾胃气虚型肥胖的人食用。

食用注意： 生芋头有毒，应吃熟透的芋头；另外，芋头一次不可吃太多，否则难以消化；而且，芋头虽补脾气，但容易造成气机停滞，所以气郁腹胀的人应少吃芋头。

★ 瘦身食谱

芋头香粥

材料： 粳米 100 克，芋头 1 个， 虾米 30 克，芹菜 1 棵。盐适量。

做法： 粳米洗净， 放入锅中，加水适量，大火煮开，改小火熬粥。芋头削皮、洗净、切丁；虾米泡软、洗净；均加入粥内同煮，熟软时加盐调味。芹菜洗净、切丁，加入粥内拌匀，即可熄火盛出食用。

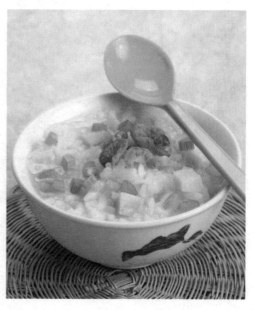

山药莴笋炒鸡肝

材料： 山药 200 克，莴笋 150 克，鸡肝 100 克，盐 3 克，高汤 100 毫升，水淀粉 5 克。

做法： 将山药、莴笋去皮洗净，切成条；鸡肝洗净，切片备用。将切好的山药、莴笋、鸡肝分别放入沸水中焯烫，捞出沥干。锅置火上，倒油烧至八成热，加入高汤，调入盐，放入焯好的材料翻炒熟，用水淀粉勾芡即可。

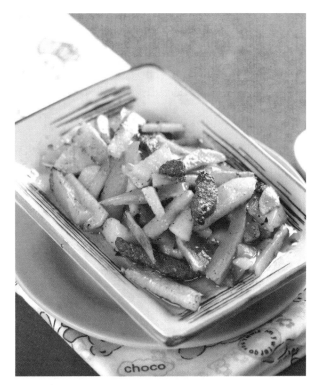

黑豆山药蒸素鸡

材料： 黑豆 50 克，山药 80 克，素鸡 40 克，盐 5 克。

做法： 黑豆洗净，泡水 2 小时；山药洗净，去皮，切块；素鸡切块备用。锅置火上，倒油烧至七成热，放入素鸡炸至金黄，捞出沥油。将黑豆隔水蒸 1 小时后，将素鸡和山药块放入盅中，继续蒸 30 分钟后，加入盐调味即可。

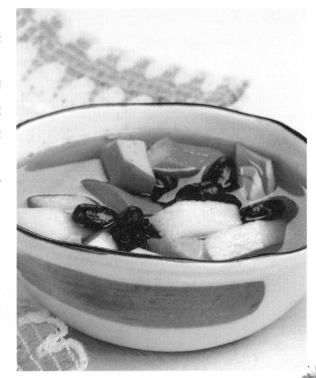

心阳虚型肥胖——热量不足，脾胃功能低下

心脏向全身输送的血液里带着的热量就是心阳，带着热气的血来温暖脾胃，如果热量不足就是心阳虚，到脾胃的热血少了，脾胃功能就会低下，消化吸收食物的功能就会变差，这样，新陈代谢变得越来越缓慢，我们进食的食物成分、身体里多余的废物在肠道、血脉内堆积，得不到及时的清除，反而变成了痰湿、水饮等，慢慢人就变胖了。胖不都是脂肪，多余的食物、水分和痰湿也会使体重增加，使人显得胖，这是一种虚胖。

处理办法是要把心脏的热气补充足够（温补心阳），心脏热气多了，既能加快气血的流通，又能有更多的热血来温暖脾胃，帮助脾胃加快消化吸收，才能把多余的废物垃圾尽快排出去。

★ **明星瘦身食材**

桂圆

桂圆性味甘温，有补脾益气和养血安神的功效。也叫龙眼。

食用注意： 桂圆属温热食品，多食易滞气，有上火表现者不宜食用。内有痰火或阴虚火旺及有水饮内停者忌食。

韭菜

韭菜性热，能温通心脏和肾脏的阳气，使体内产热增多，能加快脂肪分解和多余水分的排泄。韭菜含有胡萝卜素和大量的纤维素，能增强胃肠蠕动，有很好的通便作用，能排出肠道中过多的脂肪和毒素。

食用注意： 韭菜性热，有内火、皮肤湿疹和皮肤容易过敏的人、患眼病、阴虚或湿热体质者均要忌食韭菜。

洋葱

洋葱有发散风寒、化痰利尿、解毒等功效，洋葱含有的多种物质能帮助肝脏的脂肪代谢，消除多余的脂肪。

食用注意： 眼疾者、皮肤瘙痒的人、肝脏功能较差者均应忌食洋葱。

辣椒

辣椒能温阳散寒，温通血脉，健脾开胃。辣椒中含有丰富的辣椒素，能刺激机体产热，加快脂肪代谢，另外，辣椒含有的膳食纤维能促进肠道蠕动。

食用注意： 食管炎、胃肠炎、痔、阴虚火热者、湿热体质者、肺结核患者等均应慎食。

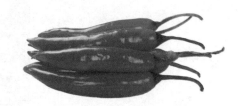

桂圆莲子汤

材料： 桂圆肉 8 颗，大枣 10 颗，莲子 20 颗，银耳 3 朵，红糖 15 克。

做法： 银耳泡发、去除黄根；莲子泡发。将桂圆肉、大枣、莲子、银耳用清水洗净，一起放入锅中。倒入清水，大火煮开后调成小火，继续炖煮 20 分钟。煮好后，趁热加入红糖搅匀即可。

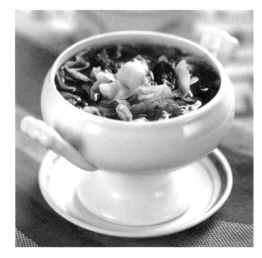

洋葱炒肉片

材料： 洋葱 200 克，猪肉 70 克。酱油 5 克，盐 3 克。

做法： 猪瘦肉洗净，切成薄片。将洋葱洗净，切成片。锅中放油烧热，放入猪肉片煸炒，再将洋葱片下锅与肉片同炒，最后放入适量酱油、盐，炒熟即可。

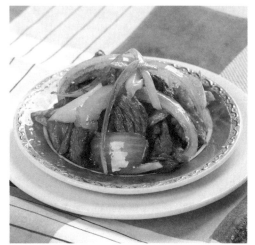

韭菜干丝

材料： 韭菜 250 克，豆腐干 100 克，榨菜丝 50 克，酱油 15 克，醋、白糖各 5 克，盐 1 克，清汤、水淀粉各适量。

做法： 将豆腐干切成粗丝，用开水焯一下，捞出沥干水分；韭菜洗净，切成 3 厘米长的段。将白糖、醋、盐、酱油、清汤、水淀粉放入碗内调成味汁。锅中放油烧热，放入榨菜丝、豆腐干丝煸炒，加入韭菜段再炒，烹入调味汁，炒熟炒匀即可。

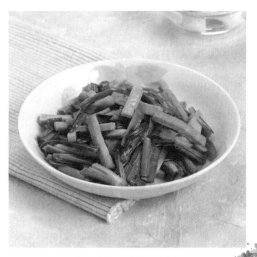

肾阳虚型肥胖——易倦思睡，腰部酸痛

如果胖人白天精神差，易困倦，思睡，容易腰酸或腰痛，腰部还怕冷喜暖，尿频，即使没有多喝水，却总要上厕所，这就是肾阳虚。这种肾阳虚的胖人在女士中非常多见，不论是富态的老奶奶还是年轻胖女孩，很多人属于这种类型的肥胖。

肾阳虚发展到一定程度，会出现夜尿多，甚至于多喝点水就出现眼皮水肿。这种肥胖的人面部往往较肥胖，现代有一种肥胖叫水肿型肥胖，基本就是指这种类型。处理办法是温补肾阳，通过肾中热气蒸发化掉多余的水分。

★ **明星瘦身食材**

芸豆

芸豆有温肾阳和治疗脾胃阳虚的功效。

食用注意：因为有毒，不能生吃也不能吃半生不熟的芸豆，要煮熟再吃。

羊肉

羊肉有温肾阳和温脾散寒的功能，能加快脾胃和大肠的蠕动，促进脂肪分解。

食用注意：感冒、体内有热、阴虚火旺的人，肝病患者、肺结核患者均不要吃羊肉。

板栗

板栗有温补脾肾和活血、长气力等作用。

食用注意：板栗不易消化，而且板栗味甜，脾胃虚弱消化不良的人和糖尿病患者应慎用。

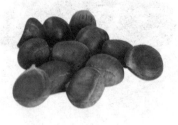

★ **瘦身食谱**

五品粥

材料：薏米、红豆各 50 克，干芸豆、白扁豆、高粱米各 30 克，白糖适量。

做法：上述材料分别洗净，用水泡发。所有材料同置锅中，加水适量，煮至粥熟，入白糖即成。

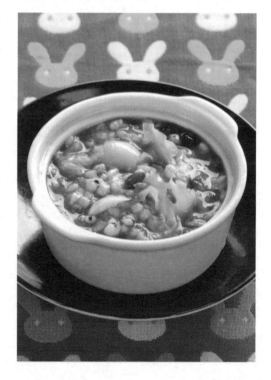

当归生姜羊肉汤

材料： 当归、姜片各 20 克，羊肉 650 克，盐、料酒适量。

做法： 当归洗净，切片；羊肉剔筋膜，入沸水焯去血水，过清水洗净，斩成小块。砂锅加水煮沸，入当归片、姜片、羊肉块、料酒，用小火煲 3~4 小时后，放盐调味即可。

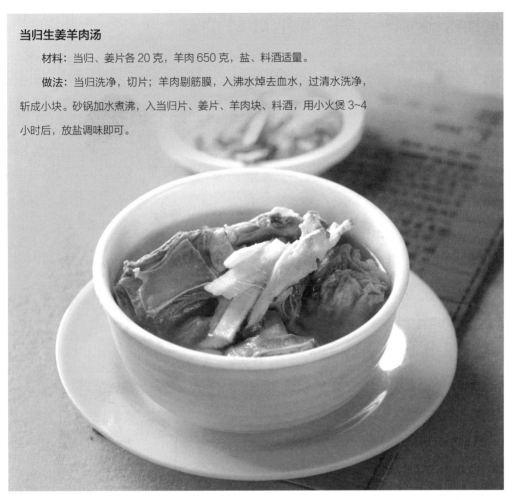

红枣栗子鸡

材料： 栗子 100 克，鸡腿肉 500 克，红枣 50 克，葱片、姜片、水淀粉、酱油、黄酒、盐、白糖、鸡精各适量。

做法： 鸡肉洗净，斩成块；红枣用热水浸软；栗子去皮。炒锅入油烧热，放入鸡块、栗子、红枣稍过油，捞出沥油。烧锅留少许底油，放入葱片、姜片爆香锅，再放栗子、红枣、鸡块翻炒，倒入黄酒、酱油，稍炒后依次加入水、白糖、盐、鸡精，煮沸，用水淀粉勾芡，收浓汤汁即成。

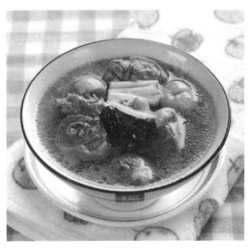

水肿型肥胖——祛湿消肿是关键

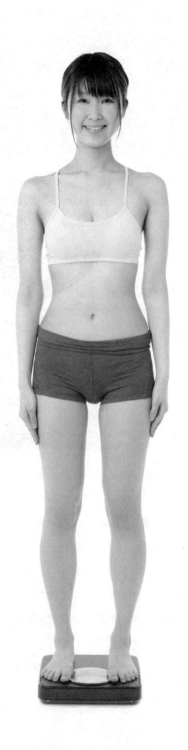

你水肿了吗

水肿型肥胖，又称痰湿内蕴型肥胖，最显著的特征就是臀部和大腿水肿。水肿型肥胖的女性，多形体肥胖，四肢沉重，倦怠乏力，腹部饱胀，食量不大，舌色浅淡，有浑浊黏液。

想知道自己是否属于水肿型肥胖，可在早上起床后，用力握紧拳头，如果感觉手指间有肿胀感，那你就是水肿，这是判断水肿型肥胖最直接的方法。

若水肿程度较轻，用上面的方法不易判断，那还有其他的方法来判断。用手在你身体胖胖的地方用力按一下再松开，按住的地方发白，且很长时间才恢复原来的肤色。或者用手捏捏腰上的肉肉，你会发现又松又软像棉花。

有些美女喜欢临睡前喝杯水，但睡醒后常会觉得脚、脸及整个身体都有肿胀的感觉，僵硬且不舒服，而且下肢尤其是脚到了下午就会浮肿，不得不换双拖鞋来让自己感觉更舒适。也不妨测一下体重，早晚之间的差异会达到1公斤以上。若符合上述现象中的一条，就可断定自己水肿了。

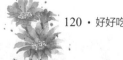

水肿型肥胖的饮食原则

身体出现水肿，是代谢能力差造成的。人体的代谢系统与脾胃有着密切的关系。脾胃虚弱，消化系统功能不足，导致饮食中的水分停滞体内，无法排出，也就造成了人们常说的体内湿气过重，表现在身体上就是水肿。脾胃虚弱、体内湿气重可以通过健脾祛湿的饮食来调理，比如经常食用山药、薏米、大枣等。山药健脾胃、益肾气，能够提高机体免疫力；薏米祛湿效果极好；大枣健脾。平时多吃一些这样的食物，能帮助你尽快消除水肿，加快减肥的步伐。

另外，一些不好的生活习惯也是造成水肿的原因，比如久站或久坐、饮食太咸等，都可能使静脉循环不佳，导致局部出现体质性水肿。只要改变生活习惯和饮食习惯，这些就能逐步好转。

水肿型肥胖的女性想要减肥，最好的办法是选择祛湿的食疗方，要遵循如下饮食原则：

1. 喝水，每天要喝 1200~1600 毫升的水。

2. 定期清理肠胃，保持消化系统的清洁。每周留出 1~2 天时间喝粥吃素，且饭后不再进食其他零食。

3. 早餐前喝果汁，如红莓芦荟汁等，搭配生姜及红色水果。

4. 三餐前补充维生素 C、花粉并以橄榄油拌菜（凉热均可），吃少量坚果。正餐以谷类为主。餐后来一勺鱼油和矿物片。晚餐用超级蛋白粉代餐，临睡前喝一袋酸奶，补充益生菌。

5. 此外，还可以选择一些祛湿的中药，如白扁豆、赤小豆、防己等，制作美味的药膳。

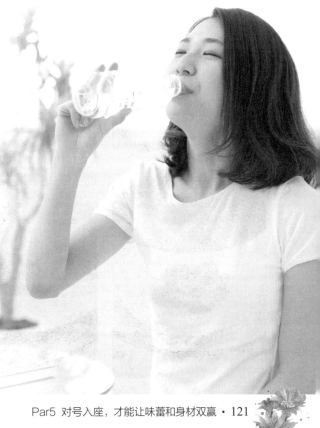

水肿型肥胖的十日减肥方案

第一天

早餐
全麦面包（低能量）+ 玉米粥（健脾胃，延缓衰老）+ 黄瓜番茄沙拉（富含维生素，利水祛湿）

午餐
红豆粥（保证能量）+ 荷香豆腐（补充蛋白质，健脾益气）+ 瘦肉山药炒木耳（健脾养胃，养血养颜）

晚餐
红枣薏米粥（健脾胃，祛湿气）+ 丝瓜炒肉片（补充蛋白质，利尿解毒）

第二天

早餐
低脂牛奶（低脂肪，低能量）+ 鸡肉蔬菜粥（补充维生素，温中益胃）

午餐
豌豆玉米饼（保证能量）+ 冬瓜排骨汤（消肿祛湿）+ 手撕包菜（健脾胃，清热）

晚餐
山药莲子枸杞粥（滋补元气，健脾胃）+ 凉拌萝卜丝（补充维生素，消水肿）+ 鲫鱼煲萝卜汤（补充蛋白质，补血养颜）

第三天

早餐
红枣薏米粥（健脾胃，祛湿气）+ 蔬菜卷（补充维生素、膳食纤维）

午餐
土豆鸡蛋饼（保证能量）+ 鲜虾萝卜汤（祛湿排毒）+ 荷叶莲藕炒豆芽（健脾除湿）

晚餐
芝麻萝卜粥（健脾胃，祛湿气）+ 丝瓜蛤蜊蒸蛋（补充蛋白质，利尿排毒）+ 芹菜豆腐汤（利尿消肿，促进消化）

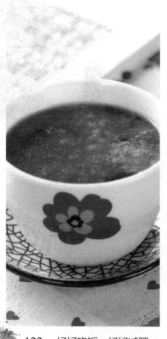

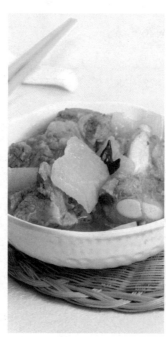

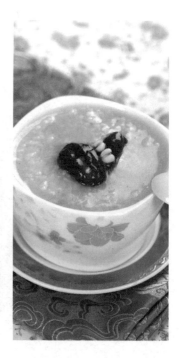

第四天

早餐

海鲜鱼肉蔬菜面（补充蛋白质）+ 玫瑰豆浆（养血养颜，祛湿气）

午餐

花卷（保证能量）+ 山药木耳鸡汤 + 香菇樱桃炒莴笋（健脾养胃，利尿除湿）

晚餐

山药莲子粥（健脾养胃）+ 白菜炒黑木耳（补血养颜，健脾除湿）

第五天

早餐

黑芝麻粥（润肠排毒，祛湿气）+ 馒头夹鸡蛋（富含蛋白质）+ 豆芽拌生菜（祛湿气）

午餐

紫米饭（保证能量）+ 豆腐苋菜汤（祛湿排毒）+ 芦笋香菇炒肉丝（健脾养胃）

晚餐

玉米菠菜汤（健脾养胃）+ 鱼丁小炒（健脾胃，祛湿气）

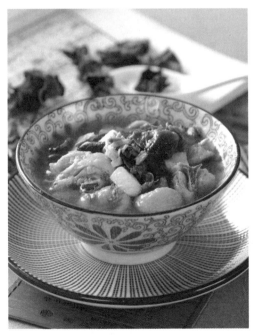

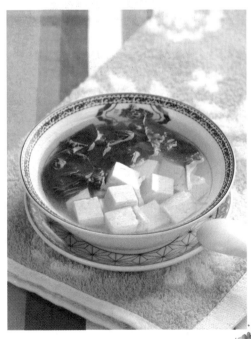

第六天

早餐

紫米小馒头（低能量）+ 小米玉米粉粥（健脾养胃）+ 木耳拌鸡丝（美容养颜，富含蛋白质）

午餐

米饭（保证能量）+ 萝卜蜇丝（祛湿气）+ 子姜炒肉丝（健脾祛湿）

晚餐

冬瓜薏米汤（健脾除湿）+ 菠萝炒肉片（健脾养胃，促进消化）

第七天

早餐

双椒鸡蛋炒馒头丁（富含蛋白质）+ 黑木耳芹菜粥（养血养颜，健脾除湿）

午餐

花卷（保证能量）+ 罗宋汤（健脾养胃，促进消化）+ 小炒黄瓜片（健脾胃，祛湿气）

晚餐

葡萄干粥（健脾养胃，利水祛湿）+ 荷塘小炒（排毒祛湿）+ 西瓜皮拌冬瓜丝（健脾胃，祛湿气）

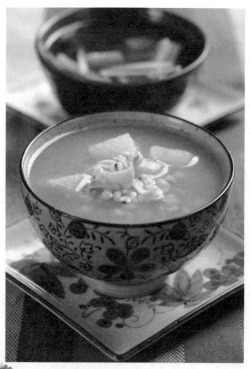

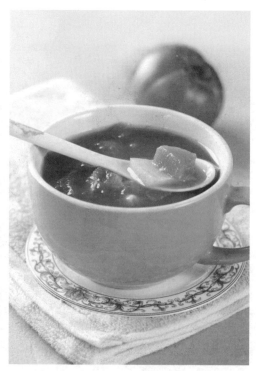

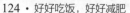

第八天

早餐

　　燕麦红薯粥（健脾胃，促消化）+ 南瓜花卷（低能量）+ 木瓜拌心里美（排毒祛湿）

午餐

　　葱香燕麦花卷（保证能量）+ 鸡肉冬瓜汤（健脾胃，祛湿气）+ 海螺炒韭菜（健脾胃，促消化）

晚餐

　　薏米橘羹（祛湿气，美容养颜）+ 金针菇拌龙须菜（排毒祛湿）+ 三色炒百合（健脾养胃，促进消化）

第九天

早餐

　　圆白菜馄饨（健脾养胃）+ 玉米(促进消化)+ 酸甜苹果丁（美容养颜，祛湿气）

午餐

　　馒头（保证能量）+ 橙汁肉片（富含蛋白质，养脾胃）+ 奶汤小白菜（补钙，祛湿气）

晚餐

　　海带黄豆芽汤（祛湿气，促消化）+ 四季豆炒山药（健脾养胃）+ 虾米炒冬瓜（祛湿气）

第十天

早餐

　　海鲜馄饨（低能量）+ 黄瓜炒鸡蛋（利水消肿，低能量）+ 黄瓜番茄沙拉（富含维生素，利水祛湿）

午餐

　　馒头（保证能量）+ 荷香豆腐（补充蛋白质，健脾益气）+ 瘦肉山药炒木耳（健脾养胃，养血养颜）

晚餐

　　酸汤水饺（健脾胃，祛湿气)+ 丝瓜炒肉片(补充蛋白质，利尿解毒）+ 草莓西瓜汁（解暑利水，促进消化）

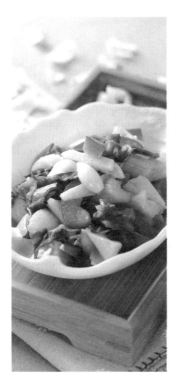
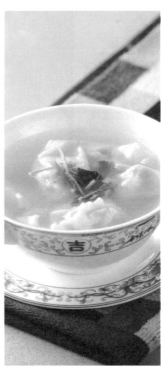
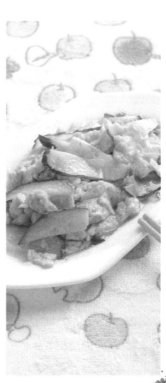

手把手教你做美味瘦身餐

荷香豆腐

荷香豆腐是一道普通的家常菜，荷叶有减肥功效，豆腐含优质蛋白质，且可健脾益气。荷叶的芳香加上豆腐的嫩滑，使这道荷香豆腐温润如玉，气味芬芳，令人垂涎三尺。

材料：豆腐 100 克，百合几片，枸杞子几粒，荷叶 1 张，盐适量。

做法：1. 把豆腐洗干净，切成 1 平方厘米的小丁；百合、枸杞子、荷叶都洗干净；锅中盛水，水烧开后把除荷叶之外的材料全放进沸水中焯 30 秒，然后用漏勺捞出来放一边。

2. 把豆腐、百合、枸杞子放进炒锅中稍微炖一会儿，使入味，然后准备一口蒸锅，把荷叶铺在盘子里，把炖好的材料放进盘子，上屉蒸，水开后蒸 10 分钟，等荷叶的芳香飘出，关火。

红枣薏米粥

"日食三颗枣，百岁不显老"，可见红枣的营养价值之高。红枣不仅健脾，也美容，常吃可以让肤色红润。薏米的祛湿效果很好，如果体内湿气重，经常喝薏米粥就会有改善，同时也有饱腹感。这两种食材搭配在一起，既健脾又祛湿，减肥的人应该常吃。

材料：红枣 5 颗，薏米 50 克，大米 50 克，冰糖适量。

做法：1. 薏米在煮之前，先洗净，用清水浸泡2~4 小时（浸泡薏米的水不要倒掉，之后和薏米一起倒进锅里）；红枣洗净，掰成小块；大米洗净。

2. 先把薏米煮开，煮开后再放入大米和红枣，等粥煮得烂熟了，加入冰糖，搅拌均匀就行了（若是夏天，可以把粥放入冰箱冷藏一下）。

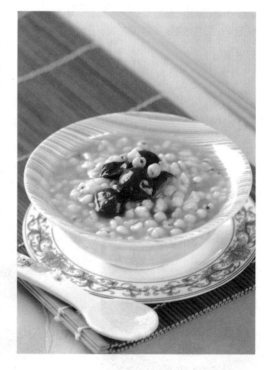

瘦身碎碎念：

薏米的味道不够细腻，加大米调一下味，口感会更滑润。能够接受纯薏米粥的人也可以单独吃，效果会更好。这道粥里的食材并不仅仅限于此，还可以加红豆、绿豆、山药等。但切记不要每天都吃杂粮，大米、白面这些细粮也要搭配着吃。

冬瓜排骨汤

很多姑娘想瘦如排骨却不敢吃排骨，也有的姑娘只敢喝几口肉汤，殊不知，脂肪都煮进汤里了，其实，肉没有那么可怕，排骨可以尽量选瘦的，它含有优质蛋白质，适量吃一点，有益无害。冬瓜也是好东西，可健脾祛湿，消除水肿。两者搭配在一起吃，不但很美味，也可以减肥。

材料： 排骨 300 克，冬瓜 300 克，葱 1 长段，姜 1 块，盐、醋各适量。

做法： 1. 把排骨洗净，剁成 3 厘米长的段；冬瓜去皮，切成大块（不过千万不能太小，太小的块容易烂在锅里）；大葱斜切成大段，姜切成片，备用。

2. 锅中放水、放排骨段充分焯烫，把排骨中的血水和杂质逼出，然后捞出过凉水，反复冲洗几遍，彻底洗干净。

3. 把排骨段放入砂锅，加入足量的水，大火煮开后，撇去浮沫，转小火，放入葱段、姜片，加几滴醋，继续炖约 1.5 小时后，放入冬瓜块，再炖半个小时，加适量盐调味即可。

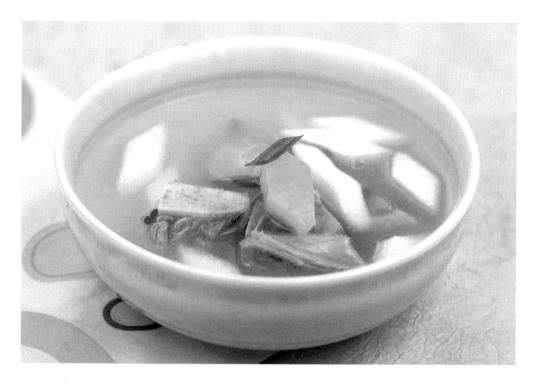

瘦身碎碎念：

焯烫排骨时要冷水下锅。如果沸水下锅，排骨外表很快变熟，不利于血水逼出，也影响口感。

鲜虾萝卜汤

白萝卜是一种非常普通的食材，而我们常将它遗忘。其实，萝卜看似平凡，但养生保健功效堪比人参。它不仅富含钙质、维生素C，而且含有芥子油和膳食纤维，用它来煲汤，可以养血活肤、利尿解毒，消水肿效果十分显著。将白萝卜与味道鲜美、营养丰富的虾搭配煲汤，萝卜吸收了虾的鲜美，也变得十分美味。

材料： 白萝卜300克，虾10只，白果、枸杞子、盐各适量。

做法： 1. 白萝卜洗净，切成大块。

2. 虾洗净，去掉虾线，沥干水分，备用。（清洗虾时，要先用流动的水冲洗，然后再放入水中浸泡，用指腹将虾身搓洗干净，再用清水冲一遍，这样才能洗干净。）

3. 白果和枸杞子用清水浸泡一下，捞出沥干。

4. 锅置火上，加适量清水，倒入白萝卜块、白果、枸杞子，用大火煮沸，转小火煲至白萝卜块软烂，然后倒入虾，用大火再次煮沸，待虾熟时，根据自己的口味加盐调味，即可装碗。

瘦身碎碎念：

水洗后的萝卜得尽快食用，否则容易流失水分，口感也变得比较柴。虾买回来后宜当天食用完。若要保存，可将虾洗净后，装进保鲜袋放入冰箱冷冻，时间最好不要超过3天。

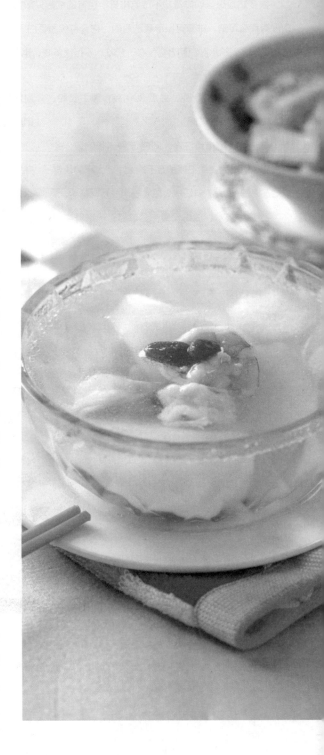

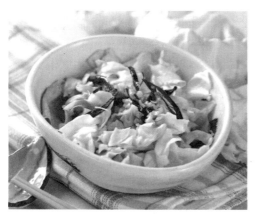

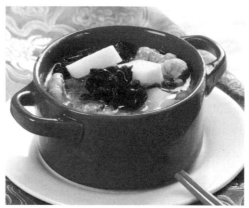

手撕包菜

包菜又名圆白菜，热量很低，菜市场一年四季都有卖，很容易买到，也很便宜。手撕包菜便宜、好吃、营养又减肥。《本草纲目》里说：包菜性平、味甘，归脾、胃经，润脏腑，利脏器，清热止痛。可见包菜有着很高的营养价值。

材料：包菜 300 克，干红辣椒若干，大蒜 2 瓣，料酒、米醋、盐、植物油各适量。

做法：1. 把包菜手撕成大片，然后放在沸水中烫软，捞出沥水，再手撕成小片（注意焯烫时间要把控好，以防包菜营养流失，也可避免烫得太熟）；大蒜切成末，备用。

2. 炒锅烧热倒油，油 5 成热时放入干红辣椒和蒜末，煸出香味，然后倒入包菜（怕辣的话也可以不放辣椒，改放花椒和大料也可以）。

3. 淋入米醋、料酒，放盐，翻炒均匀就可以出锅了。

瘦身碎碎念：

手撕的包菜做出来要比刀切的好吃。在准备绿色蔬菜，如白菜、油菜时可以用手撕。爱吃肉的人可以在这道菜里加点儿肉末，风味会更独特。

山药木耳鸡汤

山药和木耳都对减肥有好处，搭配鸡肉炖汤，既不油腻，吃起来又十分营养，还不用担心变胖。

材料：山药 150 克，鸡肉 200 克，干黑木耳 10 克，姜片适量，香菜叶少许，盐、料酒各适量。

做法：1. 鸡肉洗净，切成块，放入加有姜片的沸水中焯烫，捞出，沥干水分（这样焯烫，能去除鸡肉的血水和肉腥味，能让汤汁更加细腻，口感更鲜美）。

2. 山药去皮后用加有白醋的水浸泡，防止氧化；干黑木耳用清水泡发，去掉根，洗净泥沙，切成小朵。

3. 锅内加凉水，倒入鸡块、姜片、料酒，大火煮开，转小火炖煮 30 分钟，下山药块和小朵水发黑木耳煮开，再转小火炖至山药块熟透，加盐调味，点缀香菜叶即可。

瘦身碎碎念：

处理过山药的手可能发痒，将醋倒在手里多揉搓一会儿再冲掉，就可以有效止痒。炖汤时一定要事先加好足量水，如果中途加水，鸡汤的味道会大打折扣。判断山药是否熟透的方法：山药能够被筷子穿过，说明已经熟透，可以加调料了。

香菇樱桃炒莴笋

这道菜融合了樱桃的酸甜、莴笋的清爽和香菇的芬芳，味道十分独特，而且富含铁、膳食纤维等多种营养物质，经常食用，可增强体质，预防和改善缺铁性贫血，帮助身体排出毒素，还能延缓衰老。

材料： 香菇、鲜樱桃各 50 克，莴笋 100 克，姜末、盐、酱油、料酒、白糖各适量。

做法： 1. 香菇去掉柄，洗干净泥沙，切成片；樱桃去掉柄，洗净，一剖两半，去掉核；莴笋去皮，洗净，切成片。

2. 油锅烧热，爆香姜末，下入香菇片煸炒，加盐、酱油、料酒、白糖烧煮，然后放入莴笋片翻炒，最后下入樱桃翻炒均匀即可。

豆腐苋菜汤

苋菜含有较多的维生素 C 和膳食纤维。苋菜做出来的汤看起来很养眼，味道鲜香。中医认为苋菜还具有利水消肿、促进排毒的作用。本汤营养较为均衡，制作简便省时，比较适合时间紧张的上班一族。

材料： 嫩豆腐半盒，苋菜 200 克，胡萝卜 20 克，鸡蛋 1 个（取蛋清），盐、鸡精各 1 大匙，香油大半匙。

做法： 1. 苋菜洗干净，用开水稍微烫一下，然后捞出沥干水分，剁成碎末。

2. 嫩豆腐切成小块；胡萝卜洗净，剁成细末（如果觉得剁胡萝卜费劲儿，也可以用火腿代替）；蛋清搅匀，备用。

3. 锅置火上，锅中倒入 5 杯水煮开，放入全部材料煮开，加入盐、鸡精拌匀，再加香油提味即可。

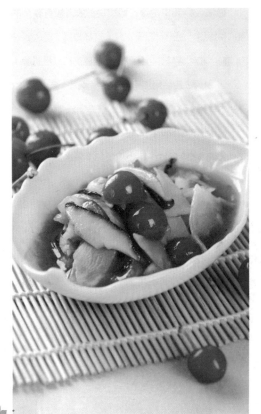

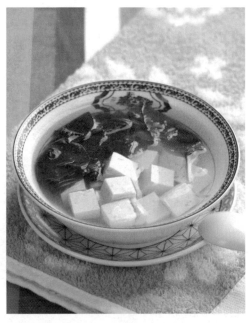

瘦身碎碎念：

苋菜有涩味，一定要焯烫之后再做，这样口感才会好。这道汤烹调的时间不宜过长，以免损失苋菜中的营养成分，影响豆腐的口感。

鱼丁小炒

比起肉丁来，鱼丁的脂肪含量更低，而且作为白肉，对维护心血管健康的功效好于红肉。在家做这道菜，不但营养好、性价比高，用料也能自己掌握。此菜用白色的鱼肉配以几种颜色的彩椒，看起来很是诱人。

材料： 鱼肉250克，洋葱50克，青甜椒、红甜椒、黄甜椒各1个，胡萝卜半根，醪糟1小匙，蒜、葱、高汤、辣豆瓣酱、香油各适量。

做法： 1. 鱼洗干净，然后沿着鱼肉的纹理切成小丁。

2. 洋葱去皮后洗净，切成小丁；蒜洗净，切成末；葱洗净，切成花；青甜椒、红甜椒、黄甜椒均去蒂和子后洗净，切成丁；胡萝卜洗净后切小丁。

3. 锅中加水烧开，下鱼肉焯烫至熟，捞出备用。

4. 油锅烧热，用小火炒香蒜末、葱花，再下入青甜椒丁、红甜椒丁、黄甜椒丁、洋葱丁、胡萝卜丁，翻炒至熟，再放入鱼肉丁及高汤、醪糟、辣豆瓣酱，翻炒至汤汁浓稠，淋上香油即可。

萝卜蜇丝

海蜇皮质地非常嫩滑，味道也十分鲜美——将海蜇皮用冰水泡凉，放入口中，清凉的感觉迅速滑遍全身。用海蜇皮搭配具有利水消肿功效的白萝卜，非常完美。

材料： 白萝卜500克，海蜇皮500克，葱花、姜末、蒜末、精盐、白醋、白砂糖、味精、辣椒（红、尖）各适量。

做法： 1. 海蜇皮剔去红膜，在流动的清水中泡去腥涩味后，挤干水分，切成火柴梗粗细的丝。

2. 白萝卜洗净，去皮，切成火柴梗粗细的丝；红辣椒去蒂、子，洗净，切细丝。

3. 白萝卜丝用精盐腌渍10分钟，挤干水分。

4. 将挤干水分的萝卜丝与海蜇皮、辣椒丝（少许）混在一起，加入精盐、味精、白醋、白砂糖调成甜酸味，拌匀后再撒入葱花、姜末、蒜末搅拌即成。

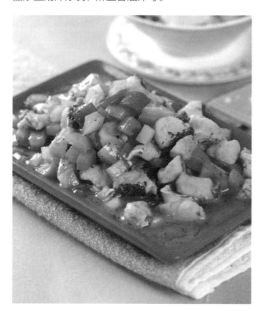

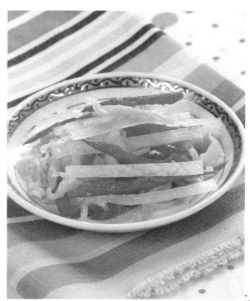

罗宋汤

罗宋汤是东欧国家最常见的家常汤品。它的主要材料是甜菜和圆白菜、土豆等蔬菜，也可以根据个人的需求和喜好，自行添加或减少某种食物。这道罗宋汤就没有加甜菜，而是改用土豆、番茄、胡萝卜这些可以帮助排毒消肿的食物。

材料： 土豆60克，番茄半个，胡萝卜50克，素肉块、香菇各适量，番茄酱、素蚝油各1大匙，素高汤4杯，盐半小匙。

做法： 1. 土豆洗净后去皮，切块；胡萝卜洗净，切块；番茄洗净，切块；素肉块放入水中涨发，捞出后挤干水分；香菇去蒂后洗净。

2. 锅置火上，倒入素高汤烧开，加入所有材料，大火烧开后改小火煮至熟软，加入番茄酱、素蚝油和盐煮至入味即可。

荷塘小炒

芹菜、荷兰豆碧绿，黑木耳黑亮，野山菌芬芳，甜杏仁洁白，将这些食材混合在一起做菜，成品如夏日荷塘，清新美丽，还能清洗涤荡体内的毒素，让发福的身体健康地瘦下来。

材料： 西芹、荷兰豆、水发黑木耳各150克，野山菌50克，甜杏仁25克，盐、鸡精、白醋各适量。

做法： 1. 荷兰豆撕去老筋，洗净。（买荷兰豆的时候，尽量挑嫩的。老的荷兰豆，即使去掉老筋了，也不如嫩的口感好。）

2. 黑木耳洗净后撕成小朵；西芹撕去老筋，洗净，切菱形片；野山菌、甜杏仁均洗净，备用。

3. 锅倒油烧热，下入西芹片、荷兰豆、黑木耳、野山菌、甜杏仁，快速翻炒，边炒边放入盐、鸡精、白醋翻炒均匀即可。

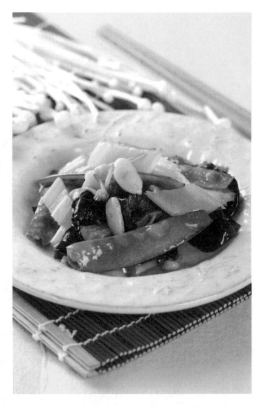

鸡肉冬瓜汤

冬瓜的膳食纤维与鸡肉的蛋白质搭配组合，既能加速新陈代谢，帮助提高脂肪代谢，还能促进身体废弃物的排泄，让水肿不再困扰我们。值得一提的是，这道汤美容功效也很突出，经常喝能让脸上的色斑变少变淡，肌肤变得润滑而细嫩。

材料：鸡肉 200 克，冬瓜 200 克，姜、盐各适量。

做法： 1. 鸡肉洗净，切成块。

2. 冬瓜洗净，去瓤，去皮，切块。

3. 姜洗净，去皮，切片。

4. 鸡块放入沸水中焯一下，捞出沥水备用。

5. 锅中加适量水，大火烧开，放入鸡块、冬瓜块、姜片烧开，然后转小火炖至鸡块熟烂为止。

6. 最后加入盐调味即可。

薏米橘羹

薏米健脾消水肿的功效已经是公认的。但是薏米的吃法很单调，基本上都是跟谷类搭配。其实，薏米还能跟水果进行搭配，做出清爽甘甜又能健脾消肿的美味——薏米橘羹。白色的薏米，搭配黄艳艳的蜜橘，好看又好吃。

材料：薏米 200 克，蜜橘 300 克，白糖适量。

做法： 1. 将蜜橘全部剥开，把橘肉掰成瓣（也可以买普通的大橘子，只是大橘子要切成丁）。

2. 将薏米淘洗干净，放入清水中浸泡 2 小时左右（薏米不容易煮熟，浸泡的时间一定要够长）。

3. 在锅中加适量清水，把薏米放进去，用大火煮至沸腾，然后改用小火将薏米煮熟，把蜜橘、白糖放入锅中，煮至沸腾即可。

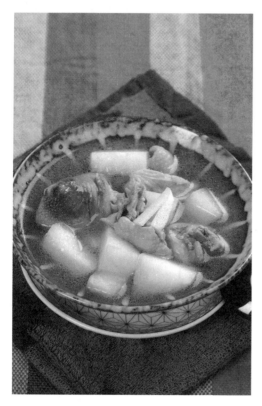

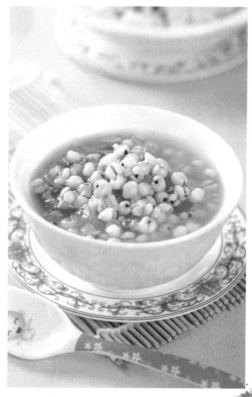

三色炒百合

新鲜的百合味道清新，沁人心脾，用来做菜，它的芳香能让人回味无穷。除此之外，它和蔬菜中富含的膳食纤维能帮助你消除身上的水肿，还你一身清爽，让肥胖远离你。

材料： 鲜百合100克，红椒、西芹、水发木耳各20克，盐、白糖、姜、水淀粉各适量。

做法： 1. 将鲜百合洗净；红椒洗净，切成小片；姜洗净，去皮，切片。

2. 西芹去筋切成片；木耳洗净，切成小片备用。

3. 锅内加水烧开，先投入百合、西芹片、木耳片，用中火煮片刻捞出。

4. 另起锅倒入油烧热，放入姜片、红椒片翻炒几下，放入百合、西芹片、木耳片、盐、白糖，用中火炒透入味。

5. 最后用水淀粉勾芡即可出锅。

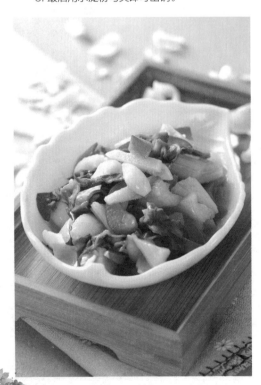

奶汤小白菜

小白菜富含膳食纤维，是利水消肿的理想食物，但它也会带走人体中的一部分矿物质，而牛奶就含有钙、磷、铁等矿物质。两者搭配，营养味道相得益彰。

材料： 小白菜3棵，纯牛奶200毫升，鸡肉150克，葱段、姜片、蒜末各适量，盐、干淀粉各适量。

做法： 1. 把鸡肉清洗干净，剁成肉末，用盐、干淀粉腌渍5分钟左右。

2. 在油锅中倒入适量食用油，烧热后用蒜末爆香，然后把鸡肉放入其中迅速翻炒。当鸡肉开始变色时，在锅中加2小碗清水，并放入葱段，加适量盐，盖上锅盖，煮至沸腾，把小白菜整棵放入锅中，改用中火煮大约2分钟，当菜叶变软时加入牛奶略煮就可以出锅了。

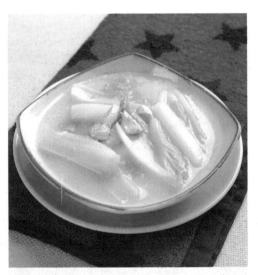

瘦身碎碎念：

牛奶不宜长时间高温蒸煮。牛奶中的蛋白质受高温作用，会由溶胶状态转变成凝胶状态，导致沉淀物出现，营养价值降低。所以，做这道菜的时候，牛奶要最后加，稍微煮一下就可以了。

脂肪型肥胖——让脂肪燃烧起来

你是水果身材吗

　　脂肪型肥胖,又称疲劳型肥胖,这种肥胖类型的女性,往往体内元气不足,消化功能下降,代谢异常,表现为疲乏无力,头晕气短,怕冷,食量不大,腰膝酸痛,舌苔淡白,爱吃零食。

　　怀疑自己是脂肪型肥胖的女性,不妨自我来一个小检测:可以选身上最胖的部位,用手捏一捏,如果能整块捏起来,感觉软软的,而且局部收紧,依然能明显地看到皮下有脂肪在游离,说明你身上的脂肪与肌肉比例严重失调,需要想办法消除身上的脂肪了。当然,脂肪堆积的部位不一样,诱发的原因各不相同,减肥的方法也会有所差异。

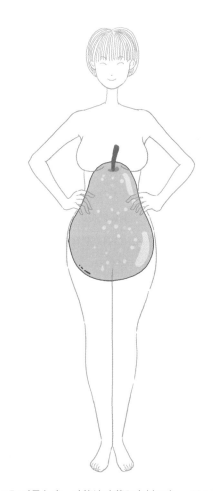

★ 梨形身材

你的身材像不像大鸭梨

　　梨形肥胖又称周围型肥胖,这一类型的肥胖女性,其脂肪主要集中在臀部及腿部,上半身和下半身有明显的反差——上半身狭窄,下半身丰腴臃肿。

　　你可以观察一下自己的身体,是不是上窄下宽,恼人的脂肪大多集中在臀部和大腿?如果是,说明你需要对下半身"负责"了。

　　你也可以用前文提到的腰臀比测量一下。腰臀比越小,说明臀部堆积的脂肪越多。通常,如果男性的腰臀比小于 0.8,女性的小于 0.7,则是梨形肥胖。

揪出下半身肥胖的幕后主因

雌激素分泌紊乱是下半身肥胖的罪魁祸首。雌激素让女性散发女性魅力，但如果分泌紊乱，就会让人胖起来。引起雌激素分泌紊乱的因素有很多，包括饮食不规律，饥一顿饱一顿，暴饮暴食，乱吃减肥药，怀孕等。

梨形肥胖的人通常是寒性体质，新陈代谢较差，血液循环不好，容易手脚冰凉。梨形肥胖的人又不喜欢运动，只有靠多吃来让身体暖起来。新陈代谢较差，热量的消耗就少，而多吃便很容易导致热量蓄积转化为脂肪，让身体长胖。

梨形肥胖的人不妨改变一下饮食习惯，计算每日需要的热量，然后控制好食物的摄入量。同时，多选择温热的食物来平衡体质。这样既能减肥又能补身，两全其美，何乐而不为？

一些不正确的姿势也会让下半身变胖。例如，长时间跷二郎腿，会阻碍臀部和下肢的血液和淋巴循环，让下半身变得水肿，日子久了，下半身的赘肉不仅愈加增厚，还会变得很僵硬；走路姿势不佳，趿拉趿拉的，导致运动量更少，使得腿部的脂肪无法完全燃烧，小腿变得更加粗壮。因此，想要下半身瘦下来，就要让身体积极地活动起来，既健体又能轻松减肥。另外，紧身裤、束身衣、迷你裙、无袖衫之类的性感衣物，因为太紧，不仅会阻碍腰腿部的血液循环，而且会让腰腿部的活动"放不开"。尤其是短裙，会让你的腿部受凉，让你陷入用吃来"取暖"的泥潭中。所以，你需要根据自己的身材选择合身的衣物，修饰形象的同时，让身体的血液循环更加通畅，以保证减肥计划的正常进行。

★苹果形身材

你的腰腹像不像大苹果

苹果形肥胖又称中心性肥胖，这一类型的肥胖女性下肢纤细修长，但腰腹部却十分浑圆突出，就像是藏了一个苹果一样，苹果形肥胖由此得名。

苹果形肥胖有一个别名——内脏脂肪型肥胖，即内脏周围被脂肪包裹，让内脏的体积变大了，像"胖"了一样，所以才让你"大腹便便"。这种类型的肥胖女性高血压、心脑血管疾病、糖尿病的发病率较高。

要想知道自己是不是苹果型肥胖，还有一个简单的办法，就是平时多注意自己的小腹是否凸起，裤子腰带是不是又紧了。通常，男性腹围超过 90 厘米、女性腹围超过 80 厘米，有 90% 的人是苹果形肥胖。

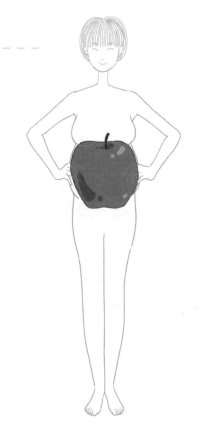

找出腰腹型肥胖的始作俑者

如果你的身体只需要一两米饭的热量来支持新陈代谢的正常运行，但你却吃了半斤，多余的食物就会以能量的形式存储在你的脂肪细胞中。如果往杯子里倒水，水装得太满就会溢出来，流到桌子上。脂肪细胞也像盛水的杯子一样。当能量储存已经饱和了，多余的能量无处藏身，就以你的内脏器官作为栖息地了。而内脏外面包裹了太多的脂肪，就会让腹部胖起来。

不健康的饮食，如喝酒，常吃炸薯条、巧克力、炸鸡等高油脂、高热量食物，再加上很少运动，脂肪堆积在腹部，于是你就会变成"大肚婆"。另外，吃饭的速度太快、经常暴饮暴食，以及长期保持坐姿，也会让你有"大肚腩"。

要想让肚子消下去，不妨多吃富含膳食纤维的食物，并且吃饭的时候细嚼慢咽。平时坐着的时候，多起来活动活动，做个腰部运动，让腰部的脂肪燃烧起来。

★ 香蕉形身材

你整体看来像不像一根粗香蕉

香蕉形肥胖，还有一个名字叫曲线较差型肥胖，这类人群的曲线感较差，腰部曲线不明显。香蕉形肥胖人群身上的脂肪面面俱到，不会偏私某个部位，而是让人浑身上下均匀地发福。

香蕉形肥胖又称为曲线较差型肥胖，这类女性一般体温和基础代谢都比较高，对食物的消耗也大，因此不会像梨形肥胖和苹果形肥胖的人那样，脂肪堆积在某一个部位，看起来显得很胖。

抓住全身性肥胖的罪魁祸首

香蕉形肥胖的人肌力比较弱，身体缺乏张力。如果吃进太多的脂肪，很容易引发全身性的肥胖，而且这种肥胖要减下来也十分吃力。因此，香蕉形肥胖的人在日常生活中要注意控制脂肪的摄入，尽量多吃低脂的食物和高蛋白质的食物。外出用餐时，可以选择豆腐、鸡蛋等富含蛋白质的菜肴。

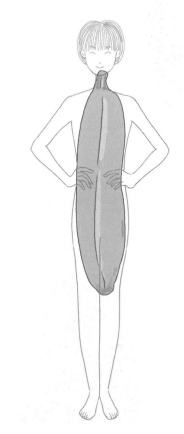

脂肪型肥胖的饮食原则

不论是脂肪大部分集中在臀部、大腿，而上半身却较为纤细的梨形肥胖，或者是脂肪集中在胸部及腹部的苹果形肥胖，再或是缺乏肌肉、身上没有太多线条的香蕉形肥胖，都意味着你的身体堆积了脂肪。只有消灭了脂肪，你才有可能拥有纤纤身形。从营养学角度来说，可以选择一些能减少脂肪吸收的食物，如含膳食纤维较多的食物。

需要注意的是，脂肪型肥胖的人通常伴有水肿的症状，因此平时除了要吃养阳气的食物，还要吃一些消水肿的食物。

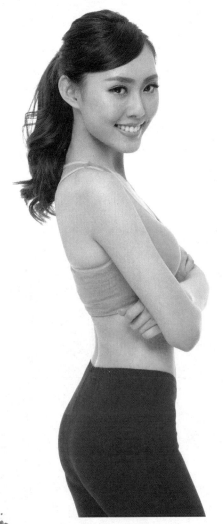

水肿型肥胖的女性，想要减肥，最好的办法是选择祛湿的食疗方，要遵循如下饮食原则：

1. 减肥期间，饮食宜清淡，忌油腻，尽量少吃甜食及高温油炸、烧烤类食物。这类食物营养价值不高，但热量高，容易让你变胖。

2. 豆腐、黑木耳、苦瓜、茭白、芹菜、冬瓜等食物，虽然可以清肠胃、消脂肪，但它们性质寒凉，易伤阳气，会加重胃寒怕冷的症状，还是尽量少吃为妙。

3. 桂圆、香蕉、松子、花生、糯米等食物滋腻味厚，容易让脾胃湿热郁积，也要少吃。

4. 脂肪型肥胖的人容易便秘，所以要忌食容易加重便秘症状的食物。

脂肪型肥胖的十日减肥方案

第一天

早餐

小米南瓜粥（健脾益肾，补充膳食纤维）＋低脂酸奶（补钙）＋芹菜拌花生（健脾胃，补充维生素）

午餐

米饭（保证能量）＋家常小炒肉（健脾补肾，御寒暖身）＋豇豆炒肉末（营养全面）

晚餐

胡萝卜羊肉粥（暖脾益肾，促进消化）＋凉拌腐竹（祛除油腻，补钙）＋荔枝苹果汁（富含膳食纤维、维生素）

第二天

早餐

玉米羹（健脾祛湿）＋煮鸡蛋（保证蛋白质）＋姜汁拌菠菜（补中健脾，补血养颜）

午餐

馒头（保证能量）＋XO 酱炒鲜鱿（补虚润肤）＋芦笋拌海带（补充维生素、膳食纤维）

晚餐

红枣粥（补血养颜，活血暖身）＋韭菜核桃炒虾仁（补益脾肾，健脑益智）＋茭白炒肉片（富含蛋白质、膳食纤维）

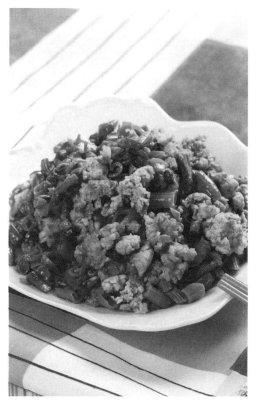

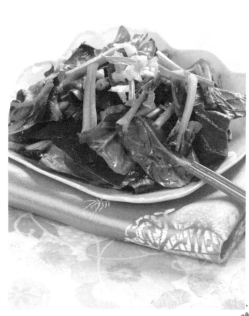

第三天

早餐

低脂牛奶（暖脾胃，补钙）+ 蒸饺（保证能量）+ 圣女果（补充维生素、膳食纤维）

午餐

芹菜牛肉粥（营养全面，保证能量）+ 泡椒鳝鱼段（补虚强身）+ 西蓝花拌黑木耳（润肠排毒，解腻）

晚餐

羊肉萝卜汤（暖中补虚，保暖祛寒）+ 芝麻拌苋菜（润肠排毒，促进消化）+ 烤土豆（低热量主食）

第四天

早餐

芝麻黑米粥（补肾，补血养颜）+ 蒸蛋羹（补充优质蛋白）+ 青椒拌萝卜（补充膳食纤维）

午餐

金针菇鸡肝汤（补血养颜，益智，促进消化）+ 红咖喱土豆鸡翅（暖脾，祛寒，养颜，保证能量）+ 清爽芥蓝（祛油腻，补充维生素、膳食纤维）

晚餐

韭菜粥（补肾暖身）+ 番茄拌三丝（补充膳食纤维，促进消化）+ 素炒三色椒（暖脾胃，促消化）

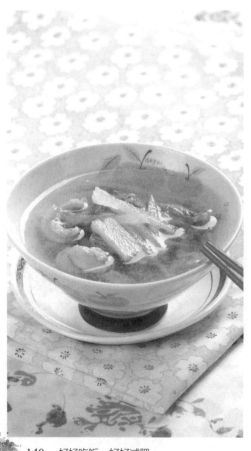

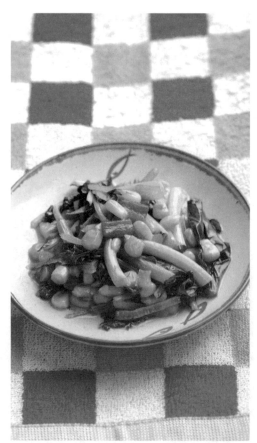

第五天

早餐

小米鸡蛋粥（健脾胃，祛寒暖身，活血养颜）+ 小面包（低热量）+ 黄瓜苹果丁（清爽开胃，促进消化）

午餐

红枣百合粥（补血养颜，养心）+ 蒸酿丝瓜（健脾肾，补充维生素）+ 蓝莓山药（补充膳食纤维）

晚餐

红豆煲乌鸡（祛湿消肿，滋阴补肾）+ 芹菜拌腐竹（促进消化，补钙）+ 橙子（解油腻，促进消化）

第六天

早餐

苹果牛奶汁（营养全面）+ 土豆卷饼（保证能量，补充膳食纤维）+ 胡萝卜拌芦笋（亮眼美容，促进消化）

午餐

米饭（保证能量）+ 蒜苗炒肉丝（增强抵抗力）+ 什锦凉菜（促进消化）

晚餐

胡萝卜燕麦粥（含膳食纤维、维生素）+ 蔬菜沙拉（促进消化，增强免疫力）+ 雪里蕻炒豆腐（健脾补肾，促进消化）

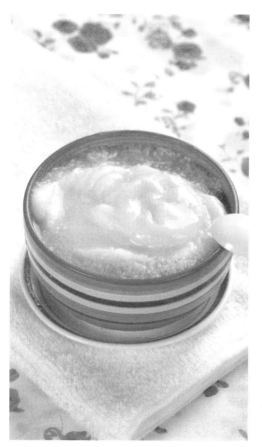
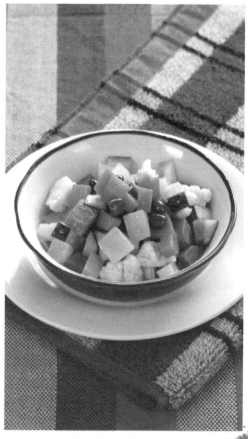

第七天

早餐

山药牛奶汁（含膳食纤维、钙）+ 小花卷（保证能量）+ 醋拌心里美（促进消化）

午餐

烧饼（保证能量）+ 羊肉豆腐青菜汤（健脾暖身，补虚强身）+ 猕猴桃虾球沙拉（营养全面，促进消化）

晚餐

韭菜水饺（补肾暖身）+ 紫菜炒鸡蛋（富含蛋白质）+ 生菜沙拉（富含蛋白质）

第八天

早餐

豆腐粥（润肠排毒）+ 煮鸡蛋（补充蛋白质）+ 黄瓜玉米沙拉（补充膳食纤维）

午餐

花卷（保证能量）+ 枸杞子韭菜炒虾仁（补肾壮阳，养颜明目）+ 菠萝番茄豆腐沙拉（营养全面）

晚餐

红枣干贝粥（营养全面，补血养颜）+ 酸味拌秋葵（补充膳食纤维）+ 荷兰豆炒百叶（健脾胃，富含膳食纤维）

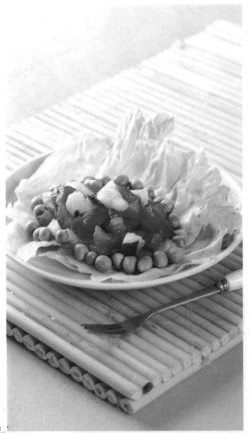

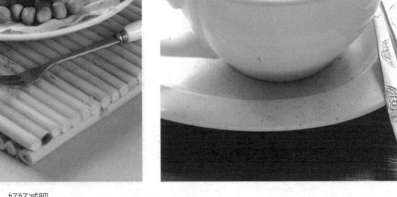

第九天

早餐

核桃粥（健脑益智）+ 蔬菜三明治（保证能量）+ 草莓樱桃苹果沙拉（补铁补血，促进消化）

午餐

米饭（保证能量）+ 什锦蔬菜牛肉锅（补脾胃，含膳食纤维）+ 蒜香猪血（补血养颜，暖脾肾）

晚餐

海带肉丝汤（美容瘦身，含蛋白质）+ 凉拌苦菊（祛油腻，促进消化）+ 韭菜炒牡蛎（补肾暖身）+ 蒸山药（低能量主食）

第十天

早餐

红枣桂圆粥（健脑益智）+ 低脂酸奶（含优质蛋白、钙）+ 香菜拌胡萝卜丝（补充维生素、膳食纤维，促进消化）

午餐

馒头（保证能量）+ 三色椒黄瓜沙拉（富含膳食纤维）+ 鱼露酸辣虾汤（解腻，促进消化，补肾）

晚餐

山药枸杞粥（健脾补肾）+ 冬瓜炖羊排（暖身，增强免疫力）+ 胡萝卜豆角炒肉丁（营养全面）

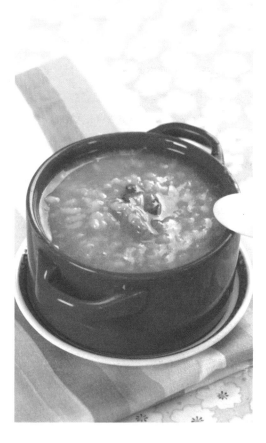

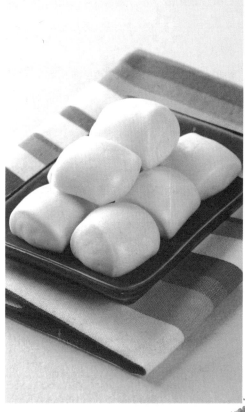

手把手教你做美味瘦身餐

家常小炒肉

这道小炒肉跟湘菜中的小炒肉不同，少了过油的程序，让烹饪更简单，热量更少，更健康，而且青辣椒、红辣椒的搭配让菜肴看起来甚是靓丽。同时，它们含有的辣椒素还能帮助你赶走胃部的寒冷，让你的身体暖起来。

材料： 猪瘦肉 300 克，青辣椒丝、红辣椒丝各 100 克，蒜末、姜末各少许，豆瓣酱 2 大匙，盐、料酒、老抽、水淀粉各适量。

做法： 1. 猪瘦肉洗净，沥干，切成片，加适量水淀粉、盐、料酒腌渍片刻，让肉片充分地入味，水淀粉还能让肉片变得嫩滑。

2. 锅置火上，加热，爆香蒜末、姜末，下入腌渍好的肉片煸炒至变色，然后放入豆瓣酱炒匀，加少许水翻炒。

3. 再加入青辣椒丝、红辣椒丝翻炒片刻，然后加入老抽翻炒均匀即可盛出装盘。

豇豆炒肉末

辣椒鲜红，酸豇豆暗黄，葱苗碧绿，这道菜光是看上去就既养眼又让人胃口大开，同时具有低热量、低脂肪的特点，好吃又不怕长胖。

材料： 酸豇豆 200 克，猪瘦肉 200 克，葱、蒜、辣椒、花椒、料酒、植物油、盐各适量，白糖、鸡精、胡椒粉各少许。

做法： 1. 将酸豇豆洗净，切成小粒，入开水锅焯烫，捞出沥干水分备用。

2. 葱、蒜去皮，切末备用。

3. 辣椒洗净，去蒂，切末备用。

4. 猪瘦肉洗净，切成末备用。

5. 锅中放适量植物油，煸炒辣椒末和花椒，然后将切好的葱蒜末倒入，继续炒香。

6. 待煸炒出香味后，将肉末倒入，翻炒至变色，加入料酒少许继续煸炒。

7. 待肉末炒熟后，将酸豇豆粒下锅煸炒。

8. 酸豇豆炒熟后加盐、白糖、鸡精、胡椒粉拌匀，即可出锅食用。

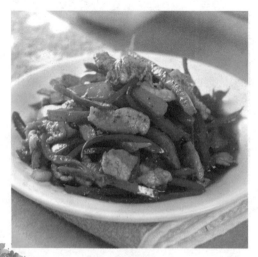

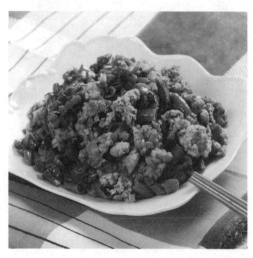

韭菜核桃炒虾仁

干核桃是深受人们喜爱的干果，但鲜核桃就不如干核桃这么抢手了。从中医角度来说，核桃、韭菜都能滋补肝肾，核桃搭配韭菜，虽然调味品不多，但洁白搭翠绿，色泽上显得格外养眼，而且味道也原汁原味，很淳朴。

材料：韭菜 200 克，核桃 100 克，虾仁 20 克，香油、盐、味精各适量。

做法：1. 韭菜洗净，切成 3 厘米长的段备用。

2. 虾仁用温开水浸泡 30 分钟后再洗净备用。

3. 核桃去壳取仁洗干净备用。

4. 先将锅用大火加热，放植物油，烧至八成热后投入核桃仁、虾仁，改用中火炒至熟后，再放入韭菜段翻炒片刻，加盐、味精、香油调味即可。

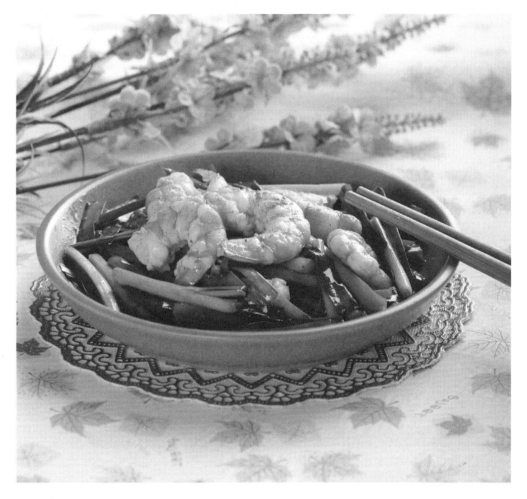

瘦身碎碎念：

这道菜也可以选用干核桃，做法是一样的。

羊肉萝卜汤

《本草纲目》记载，羊肉是"补元阳、益血气"的上佳补品。羊肉可以补气益血，改善血液循环，常吃可以温暖心胃，提升气色，滋润肌肤。怕冷的人通常气血循环较差，适量吃羊肉可以有效改善这种症状。用白萝卜搭配羊肉，堪称绝配。这是因为萝卜配羊肉，有荤有素，营养互补，同时，萝卜还能吸取羊肉中的一部分油脂，去除羊肉的腥膻味以及中和羊肉的火气。

材料：羊肉 180 克，白萝卜 100 克，姜 10 克，盐、胡椒粉、醋各适量，料酒 2 小匙。

做法：1. 羊肉洗净后剁成小块 姜洗净，切片；白萝卜洗净去皮，切块，尽量切得大块一些，如果切得太小，炖的时间长了容易烂。

2. 锅内加水，再下入羊肉块，大火烧开后继续煮几分钟，等羊肉的血水出来后就可以捞出来；捞出来之后，用热开水冲去羊肉表面的污渍，不能用冷水，因为冷水会让肉的表面收缩，影响口感。

3. 取炖盅 1 个，放入羊肉块、姜片、少许醋和适量凉开水，大火烧开后放入白萝卜块，再盖上盖子，用小火炖约 3 小时，调入盐、胡椒粉和料酒即可。

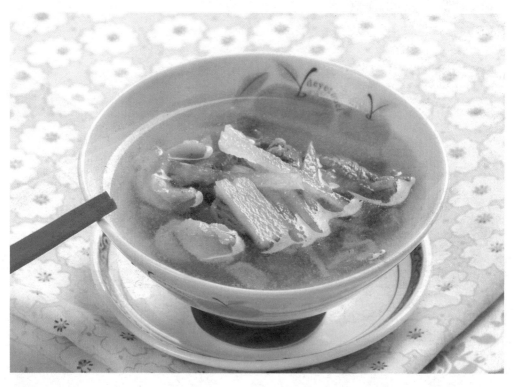

瘦身碎碎念：

炖羊肉时加入少许醋，肉会更容易炖软烂，而且更易入味。如果不放醋，还可以放 1 个山楂，也能让羊肉容易炖软烂，还能去腥膻味。

红咖喱土豆鸡翅

咖喱有很多种：黄咖喱、红咖喱、绿咖喱等。其实，红咖喱之所以会"红"，是因为咖喱中添加了辣味较轻的辣椒粉。红咖喱是泰国人情有独钟的酱料，他们在炒菜或汤中加入红咖喱，菜品颜色带红，且香且辣，甚是美味。红咖喱性温，常吃可以暖脾肾，祛寒。

材料：红咖喱2大匙，鸡翅中5个，土豆1个，葱、姜、香菜叶各适量，料酒、白糖、盐、黑胡椒粉各少许。

做法：1. 鸡翅中洗净，加盐、料酒腌渍15分钟。

2. 土豆去皮，洗净，切成块；葱洗净，切成末；姜洗净，切成丝；香菜叶洗净。

3. 锅中加水，放入鸡翅中，大火煮开，等鸡翅中的血水都煮出来就可以捞出，然后用热开水冲洗干净。

4. 另起锅，加油烧热，下鸡翅中、土豆块稍微煸炒一下，然后下红咖喱炒香，红油溢出后下葱末、姜丝炒匀，加白糖和没过食材的温水，大火烧开后转中火焖至汤汁浓稠，加盐、黑胡椒粉，撒香菜叶即可。

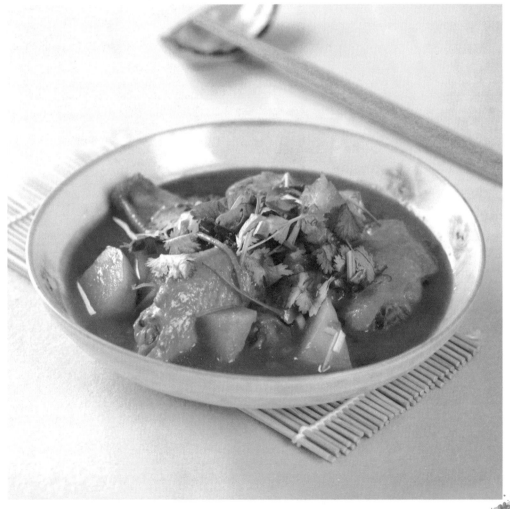

小米鸡蛋粥

　　小米鸡蛋红糖粥是我国产妇传统的必备滋补粥品。这说明从传统食疗角度来说，这道粥有很好的滋补作用。它不仅对坐月子的妈妈有滋补作用，对普通的女性也同样有好处。只是其中红糖的热量较高，对于控制体重的女性来说就没有必要一定加入了。即使不放红糖，对本粥的营养价值影响也并不大。如果是特别喜欢甜食的朋友，也可以放少量的蜂蜜代替红糖，可以提升食物的润肠作用，促进排便。但也不建议加入过多，以免热量超标。

　　材料：小米 80 克，鸡蛋 1 个，蜂蜜适量。

　　做法：1. 将小米淘洗干净，然后在锅里加入适当的清水，烧开后加入小米，待煮沸后改成小火熬煮，直至煮成烂粥。

　　2. 在烂粥里打入鸡蛋、搅匀，待凉温后加蜂蜜调味即可食用。

瘦身碎碎念：

　　煮这道粥时可以加一些薏米，会有祛湿消水肿的功效。

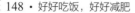

红豆煲乌鸡

乌鸡虽黑，炖汤却是很美味的，红豆可以利水消肿，二者一起炖汤，不但可以调剂口味，还有润肤养颜的功效。

材料： 红豆 50 克，乌鸡肉 180 克，红枣、姜、葱各 10 克，白萝卜适量，清汤各适量，盐 2 小匙，料酒 1 小匙，胡椒粉少许。

做法： 1. 乌鸡肉洗干净，剁成块；红豆用温水浸泡 2 个小时；姜洗净，切丝；葱洗净，切段；白萝卜洗净，切块；红枣洗干净，是否去核看个人情况，如果想吃的时候不那么麻烦，可以先去核。

2. 乌鸡肉冷水下锅，煮开后继续煮至血水出尽，然后捞出来，用热开水冲洗干净。

3. 换砂锅，放入红豆、乌鸡块、白萝卜块、红枣、姜丝、葱段、清汤、料酒和胡椒粉，加盖后用中火煲开，再改小火煲 2 小时，最后调入盐、味精继续煲约 15 分钟即可。

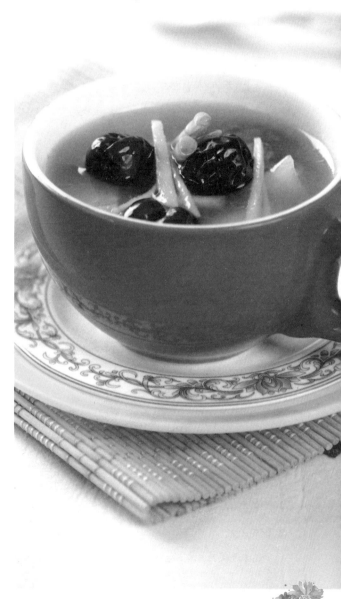

瘦身碎碎念：

鸡块不宜切得过大，过大则不易煮烂入味。用砂锅煲的时候，大火烧开之后，用小火煮保持汤汁微沸即可。每个人的需要不一样，有的要消除水肿，有的需要更加滋补，可以根据自己的需要添加适合的食材。比方说，需要滋补、活血效果更强的，可以将红豆、白萝卜换成黄芪和当归这类补气血的中药材。

蔬菜沙拉

蔬菜沙拉的食材都很常见，像大葱、香菜、青椒、黄瓜等，经常被我们遗忘在冰箱里，但功效却很卓著——富含膳食纤维，可以润肠排毒，消食解腻，促进消化等等。如果你正在减肥，千万别忽略了它。

材料：圆白菜 200 克，圣女果 80 克，黄瓜 60 克，青椒、洋葱各 30 克，大葱、香菜、盐、柠檬汁、蜂蜜各适量。

做法： 1. 圆白菜洗净，用手撕成小片；黄瓜洗净，切片。

2. 圣女果去蒂，洗净后从中间切开，备用。

3. 青椒洗净，去蒂、子，切片。

4. 洋葱去皮，切片；大葱、香菜洗净，切碎末。

5. 将收拾好的蔬菜放入盆子里混拌均匀。

6. 将所有的调味料混合，搅拌均匀，然后淋在混拌均匀的蔬菜上即可。

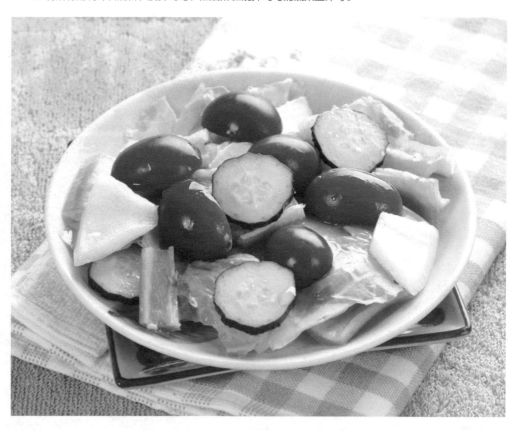

瘦身碎碎念：

做这道菜时可以不按照食谱的食材来，按照自己的想法随心所欲地搭配。

猕猴桃虾球沙拉

猕猴桃含有丰富的维生素、叶酸、氨基酸、钾、镁等多种营养元素，具有清热祛火、润肠排毒的功效。虾肉煮熟后，红红的外表惹人喜爱，它的功效也毫不逊色——常吃可补肾壮阳，增强免疫力。猕猴桃与虾搭配，能将滋补与排毒完美结合，非常适合减肥者食用。

材料： 猕猴桃 4 个，虾仁 100 克，沙拉酱适量。

做法： 1. 猕猴桃对半切开，挖出果肉（剩下的猕猴桃就是猕猴桃盅了），切成丁，备用。

2. 虾仁洗净，挑去泥肠，入沸水中焯烫至熟，捞出，沥干水分（如果是冷冻虾仁，用沸水焯烫，能让虾仁蓬松起来，口感会更爽脆）。

3. 将虾仁、猕猴桃肉装入猕猴桃盅内，淋上沙拉酱即可。

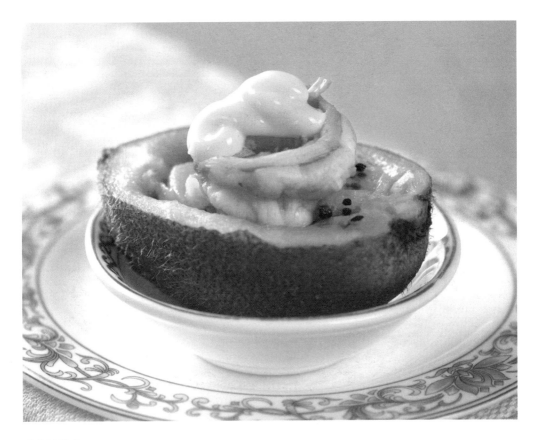

瘦身碎碎念：

凡是涉及沙拉酱的，一定要注意使用的量——不要多放，放多了会让你吃进很多热量。如果你把握不好沙拉酱的使用量，不妨将沙拉酱换成酸奶，热量比较低，口感也很独特。

红枣干贝粥

干贝的鲜香，夹杂着红枣的甘甜，这道粥好吃又营养，还能养颜，绝对是女性减肥期间和平日食谱的首选。

材料： 大米 150 克，鸡胸肉、红枣、干贝、葱、香菜末、淀粉、盐、料酒、胡椒粉、香油、高汤各适量。

做法： 1. 鸡胸肉洗净，切成丝，放入淀粉、盐腌渍 10 分钟；大米洗净，用清水浸泡 30 分钟（也可以不泡，但泡了之后煮粥会比较绵软，也容易熟）；干贝、红枣放入水中浸泡约 30 分钟；葱洗净，切成花。

2. 锅中加高汤烧开，倒入大米，先用大火烧开，加入干贝、红枣，再用小火熬煮，待煮熟时，放入腌好的鸡丝煮熟，加入盐、料酒、胡椒粉、香油调匀，食用时撒上葱花、香菜末即可。

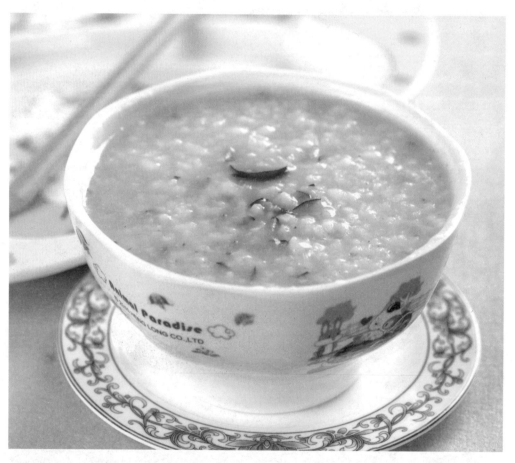

瘦身碎碎念：

烹调干贝前，应用温水浸泡，或用少量清水加黄酒、姜、葱隔水蒸软，然后再烹调。干贝所含的谷氨酸钠是味精的主要成分，可分解为谷氨酸和酪氨酸等，所以一次不要食用太多，涨发品每次以 50~100 克为宜。另外，为了制作时节省时间，可以买熟的鸡胸肉。

什锦蔬菜牛肉锅

富含铁、钙的牛肉，搭配富含维生素、膳食纤维的蔬菜，不仅外观漂亮，而且营养价值高，适合脂肪型肥胖的女性食用。

材料：牛肉350克，圣女果、荷兰豆、洋葱、胡萝卜块、土豆各50克，味淋（一种日式调料，类似调味米酒）、生抽、盐各适量。

做法：1. 圣女果洗净，对半切开；荷兰豆去掉老筋，洗净；洋葱去老皮，洗净，切成丝；胡萝卜、土豆洗净，去皮，切成块。

2. 牛肉洗净，切成块（牛肉块大小适中，不要切得太大块，切成2厘米见方的块比较合适）。切好后，冷水下锅，煮出血水后用热开水洗净。

3. 锅置火上，加油烧热，下洋葱丝炒香，然后下牛肉块快速煸炒5分钟，倒入没过牛肉块的热开水，大火煮开，倒入味淋、盐、生抽调匀，转中火煮20分钟。

4. 然后放入土豆块、胡萝卜块、一半的圣女果，盖上盖继续煮至材料熟透，待汤汁收浓时，放入荷兰豆和剩余的圣女果，用大火稍煮即可。

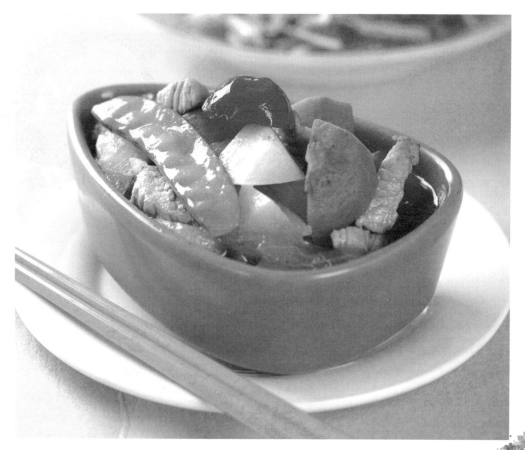

鱼露酸辣虾汤

冬阴功汤（也叫泰酱酸辣虾汤）是一道传统的泰国菜，用料繁复，这道鱼露酸辣虾汤取其精华，只要准备好虾、一瓶冬阴功酱和一瓶鱼露就可以了。值得一提的是，虽然食材精简了，但补中益气、健脾强身的功效并未受到影响，反而因为淡奶油等含糖材料的弃用，让这道汤更加健康接地气。

材料: 虾10只，柠檬1个，姜、香菜、冬阴功酱、番茄酱各少许，干辣椒粉、鱼露各适量。

做法: 1. 虾洗净，去掉虾线，沥干水分；姜、香菜洗净，切成末；柠檬洗干净，对切，然后挤出柠檬汁。

2. 锅置火上，加油烧热，爆香姜末，倒入冬阴功酱、柠檬汁、干辣椒粉、鱼露炒匀，然后加适量水，用大火煮开，再加入少许番茄酱拌至浓稠。

3. 放入虾，大火煮至虾变色，最后撒香菜末，即可起锅装入碗中。

瘦身碎碎念:

虾线有一股土腥味，如果不去掉，会影响汤的口感。如果觉得鲜虾不好处理，可以买冷冻的虾仁，味道、滋补效果都是一样的。至于配料，可以根据自己的需要增添，比方说，加入可以解腻消食、促进消化、消水肿的洋葱等。

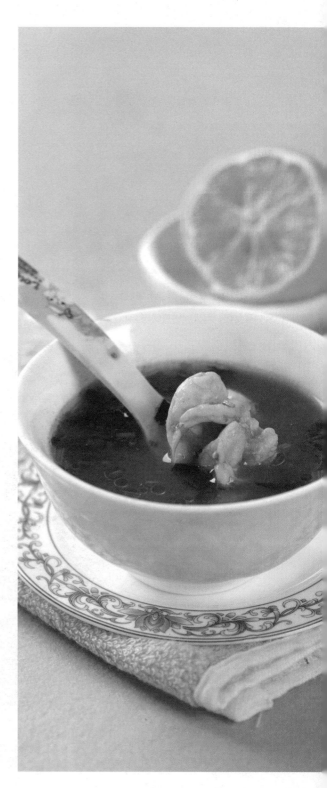

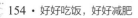

冬瓜炖羊排

冬瓜有祛湿消水肿的功效，而羊排能补中益气、健脾补肾，两者搭配，既能滋补又能减肥。

材料： 羊排400克，冬瓜150克，枸杞子、香菜、姜、葱、盐、鸡精各适量。

做法： 1. 将羊排洗净，剁成块，羊排要冷水下锅煮去血水，在煮羊排的时候可以准备其他的材料，如把冬瓜去皮后洗净，切块，以及用清水浸泡枸杞子，把姜洗净，切片，把葱洗净，切成段，把香菜洗干净，切成末等。

2. 材料准备好了，羊排的血水也煮得差不多了，这时候就可以把羊排捞起来，用热开水洗干净。

3. 准备砂锅，放入羊排、葱、姜、冬瓜块、枸杞子，大火烧开后转小火炖2个小时，最后加盐、鸡精调味，撒入香菜末即可。

瘦身碎碎念：

冬瓜块尽量切大一些，因为这道汤炖的时间比较长，如果切得块小，很容易炖烂。炖汤的时候，水要一次性加够，如果中途实在需要加水，一定要加热开水。最后，记得用勺子把汤上面的浮沫撇掉。

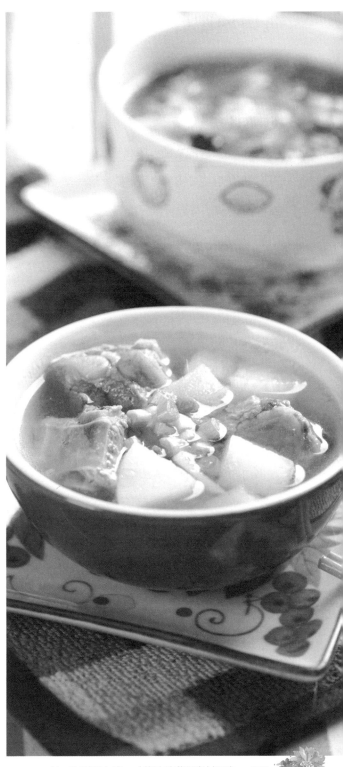

肌肉型肥胖——不要粗壮要苗条

你是女汉子吗

肌肉型肥胖的女性，多属于那种"男人婆"式的女性。按中医里的说法来分析，她们属于压力型肥胖或肝胃郁热型肥胖。这一类型的肥胖原因多为压力过大造成肝功能下降，身体自律神经失调，导致食欲异常旺盛，表现为吃得快、饿得快，口干舌燥，常便秘，容易口渴，舌苔湿润光滑、颜色发黄。肌肉型肥胖的女性想要减肥的话，应着重于肝脏的滋养。

★ 肌肉型肥胖的特征

肌肉型肥胖，并不是说身上的肌肉让你看起来胖，而是肌肉上面附着了脂肪，让你的肌肉块更粗大，显得你很男人。那么，怎么判断自己是不是肌肉型肥胖呢？

如果你的小腿肚有一块赘肉，摸起来感觉很结实，用力捏时很有弹性，但又感觉很疼，那么，你小腿上的这块肉肉就是肌肉和脂肪的组合了。

判断自己是不是肌肉型脂肪，还有一个方法：观察一下自己，发现身体上的肥肉并不多，但整个人看起来很壮，像"女汉子"，而且体重超过理想体重不少，说明你属于肌肉型肥胖。

你还可以做一个测试。如果以下条件你满足 3 条以上，基本可以判断你属于肌肉型肥胖，需要制订瘦肌肉计划了：

1. 早上、晚上的体重变化不大，一天中的体重比较平稳。

2. 你的食量很大，吃得挺多，很少控制饮食。

3. 每餐都要有肉，经常吃富含蛋白质的食物。

4. 高跟鞋是必备利器，每天都要穿 6 个小时以上，进行站立或行走等活动。

5. 遇到事情容易紧张，肌肉常常被绷得很紧。

6. 以前的活动量很大，但现在很少运动。

7. 你的小腿肌肉很结实，摸起来厚重有弹性。

8. 看起来很壮实，显得脂肪比较少，但体重不轻。

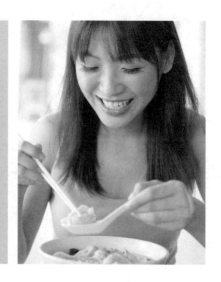

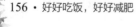

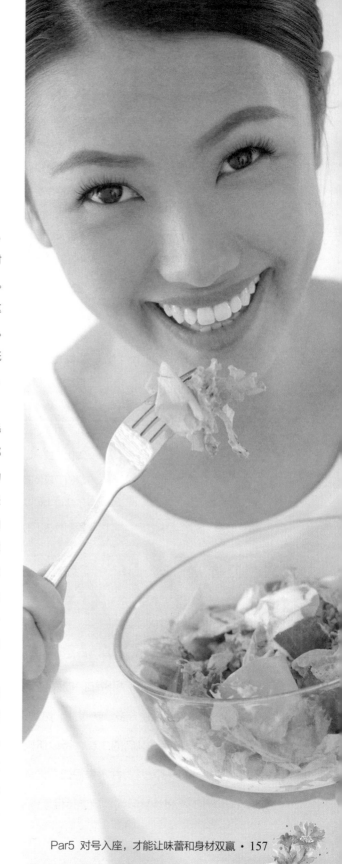

★ "女汉子"是如何炼成的

高跟鞋能让人看起来婀娜多姿，散发魅力，是众多爱美女性的必备时尚利器。但是，长时间穿高跟鞋，会让你的小腿看起来像"大象腿"。这是因为穿高跟鞋时，需要小腿用力，长期这样，会让你小腿的肌肉纤维变大，显得很粗壮。其实，你可以高跟鞋、平底鞋换着穿，这样既能让你的小腿得到休息，还能让你风格多样，魅力无穷。

如果你以前很喜欢运动，例如经常打羽毛球，有一天突然不打了，之后很长一段时间都没有再打羽毛球或从事其他运动。刚停止运动的时候，你会觉得自己的胳膊、小腿酸酸胀胀的，过段时间，这种酸胀感消失了，但胳膊和小腿上却多出了硬梆梆的肉肉。这说明你胳膊和小腿上的代谢废物乳酸没有及时排出，让你的小腿纤维变得肥大，造成了肌肉型肥胖。如果是这样，你可以多喝水，或者多吃富含水分的水果蔬菜，增加排尿，让乳酸废弃物跟随尿液一起排出去。

肌肉型肥胖也跟饮食习惯有关。以前你很喜欢跑步，身体新陈代谢速率快，对热量的消耗也多，需要吃较多的食物来支持身体的需求。不再跑步之后，身体的消耗也会变少，如果食量还同于以前，意味着你吃进了很多多余的热量，必然会造成肥胖。

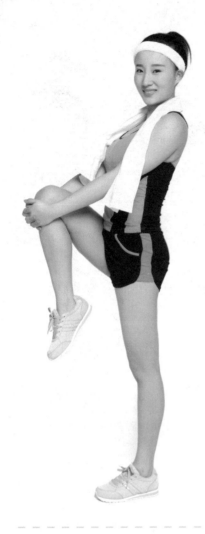

★ "女汉子"的苗条两步走

"女汉子"能否变苗条呢？答案是肯定的！

"女汉子"变苗条的第一步：合理饮食。早晨起来先喝一大杯温水，以促进肠胃蠕动，排出毒素。接着吃一份营养丰富但热量低的早餐，比如一片全麦面包＋一杯豆浆（或牛奶）＋一个鸡蛋。早、午餐之间，如果感觉饿就吃点坚果类食物，但不能吃太多。午餐正常吃，最好在吃饭前先喝汤，不要喝油腻的汤，清淡的最好，但午餐只能吃到七分饱，进食要慢。晚上可以吃些热量低且容易饱的水果或蔬菜，比如苹果、黄瓜、红薯等。

"女汉子"变苗条的第二步：积极锻炼。肌肉型肥胖者的肌肉纤维本身就比其他人要粗大，如果再进行剧烈的运动，虽然可以减去大量脂肪，但同时也很容易让开始萎缩的肌肉再度发达。但减肥主要是减脂肪，不进行运动的话，脂肪不可能很快消失。因此，肌肉型肥胖者想要减肥瘦身，一定不要选择跳绳这类比较剧烈的运动，而要选择一些强度适中的运动方式，比如慢跑、快走、瑜伽、拉伸运动等，同时要延长运动的时间，以达到消耗脂肪的目的。具体的运动方法是在有氧区进行缓慢和持久的锻炼，心率不超过 130 次／分，时间不低于 40 分钟。总之，一定要坚持运动，否则就达不到瘦身效果了。

肌肉型肥胖的饮食原则

胡椒、肉桂、葱、姜、蒜等有温胃的作用，能让菜肴更加美味醇香。但你的胃里已经聚集了很多火气，够"温暖"了，胡椒和肉桂只会让你的胃热更盛，所以要尽量少吃胡椒。桂圆、荔枝等水果性温热，而且糖分多、热量高，减肥期间还是少吃为好。

另外，蛋白质会促进肌肉的生长，所以肌肉型肥胖者要少吃高蛋白质的食物，如牛肉、鱼肉等。减肥需要有一个过程，并不是忌口几天就能取得效果的，需要长期坚持。即使见效了，也不能恢复以往的不良饮食习惯，要坚持健康的饮食方式，这样才能让肌肉永远瘦下去。

选对食材刮油腻

肌肉型肥胖的人通常胃火很旺，而且胃中湿热郁积。这一类人群是"重口味"，喜欢吃辛辣食物，胃口很好，但也吃得多饿得快，而且还有口干舌燥、便秘、烦渴、舌苔黄等症状。

胃中湿热重者可以多吃一些清凉消积的食物，如生菜、芹菜、莴笋、莲藕、白菜、苦瓜、丝瓜、白萝卜、荸荠、梨等。这些食物性质偏寒凉，能有效中和胃内的火气，让你的胃变得更加平衡。这些食物都含有丰富的水分和膳食纤维，而补充充足的水分和膳食纤维，可以缓解口干舌燥、口渴、便秘等症状，还能促进人体废弃物排出，如造成肌肉组织肥大的乳酸废弃物的排出。

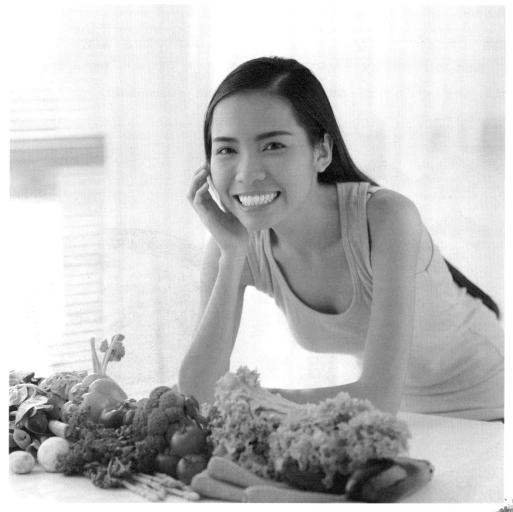

肌肉型肥胖的十日减肥方案

第一天

早餐

　　生菜鸡蛋三明治（营养均衡，补充能量）＋猕猴桃牛奶饮（健脾胃，补充维生素、蛋白质）＋醋拌黄瓜（高纤维，消除烦渴）

午餐

　　小米粥（健脾胃，保证能量）＋黑木耳拌莲藕（祛胃火，排毒，养颜养血）＋苹果炒鸡丁（健脾养胃，养血养颜）

晚餐

　　鲫鱼丝瓜汤（健脾胃，降火）＋凉拌四季豆（低热量，高纤维）＋枸杞子炒芥蓝（富含膳食纤维）＋红薯（代替主食）

第二天

早餐

　　芹菜豆浆（滋阴润燥，高纤维）＋葱香鸡蛋饼（保证能量）＋醋拌紫甘蓝丝（低热量，高维生素）

午餐

　　生菜番茄土豆泥（保证能量，提高对蛋白质的消耗）＋苦瓜炒肉片（健脾胃，补充营养）＋五彩莴笋（清肠排毒，补充维生素）

晚餐

　　青菜豆腐汤（调和脾胃，清热散血）＋凉拌洋葱丝（促进消化，分解脂肪）＋莲藕百合炒西蓝花（富含膳食纤维）＋红豆饭（能量）

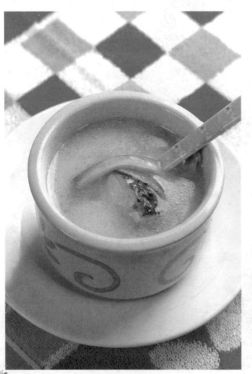

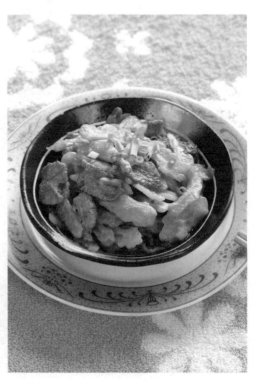

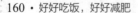

第三天

早餐

荷叶粥（调和脾胃，消火气）+ 煮鸡蛋（补充蛋白质）+ 火龙果酸奶沙拉（补充维生素，促进消化）

午餐

山药泥（补充能量，含膳食纤维）+ 虾仁丝瓜（补钙，含膳食纤维）+ 香梨沙拉盅（清热祛火，补充维生素）

晚餐

双米粥（小米调理脾胃，薏米祛湿消脂）+ 香菇拌豆腐（润肠通便，补钙）+ 薄荷鸡丝（清热，富含蛋白质）

第四天

早餐

燕麦粥（高纤维，促进肠胃蠕动）+ 酸奶（富含蛋白质）+ 凉拌白菜心（消火气，含膳食纤维）

午餐

南瓜浓汤（高纤维，保证能量）+ 芹菜炒牛百叶（健脾胃，促消化）+ 橘皮海带丝（祛脂消火）

晚餐

萝卜腐竹瘦肉煲（营养全面）+ 生菜沙拉（富含膳食纤维）+ 草莓山楂汁（清热祛火，促进消化）+ 鲜玉米（主食）

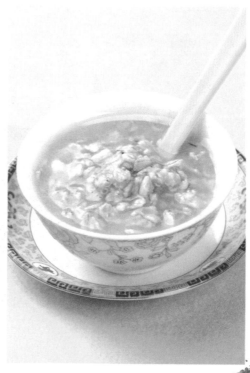

第五天

早餐

红薯薏米粥（含膳食纤维，预防水肿）+ 脱脂奶酪（富含蛋白质）+ 圣女果（清热消火，补充维生素）

午餐

土豆蔬菜浓汤（含膳食纤维，补充能量）+ 冬瓜海鲜卷（消烦渴，排毒，补钙）+ 酸甜胭脂藕（清热排毒）

晚餐

雪梨百合汤（生津止渴，除胃火）+ 美人黄瓜卷（清热，促消化）+ 西葫芦炒肉片（富含蛋白质）+ 花卷（主食）

第六天

早餐

柠檬蔬果汁（含膳食纤维、维生素）+ 煮鸡蛋（保证能量，富含蛋白质）+ 苹果番茄丁（富含维生素）

午餐

芹菜叶豆腐羹（除胃热，补充膳食纤维）+ 碧螺春炒鸡丝（调理脾胃，补充能量）+ 老虎菜（去油腻，促进消化）+ 烤土豆（代替主食）

晚餐

生菜番茄汤（清热排毒）+ 黑木耳拌芹菜（清肠排毒，清热祛火）+ 芦笋山药片（富含膳食纤维）

第七天

早餐

胡萝卜粥（亮眼美颜）+ 煮鸡蛋（富含蛋白质）+ 麻酱菠菜（含膳食纤维，补钙）

午餐

冬瓜粥（清热降火，利尿消肿）+ 绿豆芽烧鲫鱼（营养丰富，美容排毒）+ 大拌菜（含膳食纤维、维生素）

晚餐

莲子茯苓粥（清心安神，美白肌肤）+ 菠萝拌苦瓜（清胃火，排毒）+ 苹果雪梨汁（清热，富含膳食纤维）

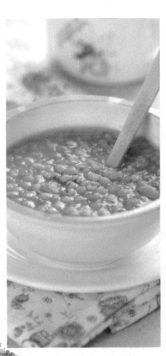
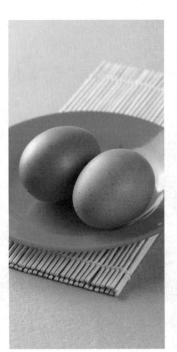
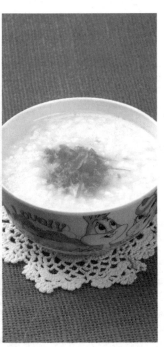

第八天

早餐

　　鱼肉馄饨（含蛋白质）+ 生菜火龙果卷饼（补充维生素、膳食纤维，保证能量）

午餐

　　青豆玉米浓汤（保证能量，含膳食纤维）+ 火龙果口蘑炒肉（健脾胃，促消化）+ 生拌茼蒿（清热开胃，排毒）

晚餐

　　荷叶莲藕豆芽汤（清热祛火，利尿防水肿）+ 樱桃番茄麦片（含膳食纤维，促进消化）+ 娃娃菜炒木耳（清肠排毒，清热祛火）

第九天

早餐

　　玫瑰薏米豆浆（美容，清热消肿）+ 全麦面包片（低热量）+ 番茄西蓝花沙拉（含膳食纤维）

午餐

　　豆腐苋菜汤（清胃火，排毒减肥）+ 荠菜炒鸡块（含蛋白质，保证能量）+ 凉拌双耳（黑木耳清肠胃，银耳美容护肤）+ 烤红薯（主食）

晚餐

　　水果粥（清热，富含膳食纤维和维生素）+ 银耳拌豆芽（促进消化，美容护肤）+ 清炒芥蓝（富含膳食纤维）

第十天

早餐

　　八宝粥（保证能量）+ 低脂酸奶（富含蛋白质）+ 醋拌萝卜（含膳食纤维，促进消化）

午餐

　　小米胡萝卜粥（健脾养胃，亮眼美颜）+ 回锅鸡蛋木耳（补充蛋白质、膳食纤维）+ 番茄苹果土豆沙拉（营养均衡，保证能量）

晚餐

　　薏米杏仁粥（消水肿，促消化）+ 圆白菜胡萝卜沙拉（除胃热，含膳食纤维）+ 西瓜汁（清热祛火）

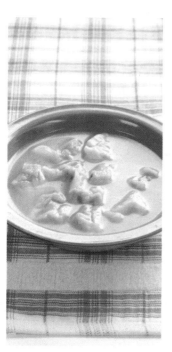
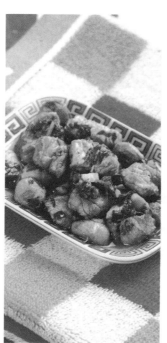
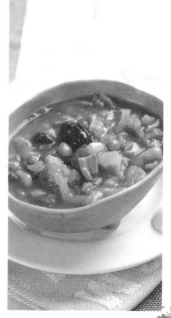

手把手教你做美味瘦身餐

黑木耳拌莲藕

新鲜莲藕甜脆祛火，黑木耳清肠消脂、美容养颜，醋汁开胃消食，经常食用，不仅能让你的胃火逐渐消除，还能慢慢平复身上的脂肪，让你的气色变得红润。

材料： 莲藕1节，干黑木耳15克，白醋1大匙，淡色酱油1小匙，香菇、胡萝卜、姜末、盐各适量。

做法： 1. 莲藕去皮，用清水清洗干净，切成薄片（千万不要切得太厚，否则不容易入味）；干黑木耳用凉水泡发，洗净，撕成小片（黑木耳的泥沙一定要洗净，不然口感会很不好）。

2. 香菇去柄，用流动的清水洗去泥沙，切成小条，胡萝卜洗干净，先切成片，然后切成丝（胡萝卜不要去皮，因为胡萝卜皮含有膳食纤维和胡萝卜素，去皮会影响它的营养价值）。

3. 锅中放水，烧开，下入黑木耳、香菇、胡萝卜焯烫5分钟左右，捞出来用凉开水冲洗几分钟，然后跟莲藕片一起装盘，加醋、酱油、姜末、盐拌匀就可以吃了。

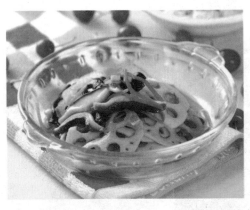

瘦身碎碎念：

莲藕、黑木耳的性质都偏寒，吃得太多会伤肠胃，一次一小碟就可以了。

鲫鱼丝瓜汤

奶白色的鲫鱼汤将丝瓜衬托得翠色亮眼，单是看一眼就能让人欲罢不能，更别提入口之后那种润物细无声的柔美了。更难得的是，这道汤能平息你胃中的火气，让你的胃"脾气"不再暴躁，变得更加平和。

材料： 活鲫鱼500克，丝瓜200克，葱2段，姜3片，料酒10克，盐适量。

做法： 1. 将新鲜的鲫鱼去内脏，去鳞，洗净，背上剖十字花刀备用。

2. 锅中放适量油，将鲫鱼放入油锅中略煎，两面都要煎。

3. 煎好后，烹入料酒，加适量清水，再加入姜片、葱段，大火烧开，转小火焖炖20分钟。

4. 将丝瓜洗净切片（也可以切成块，依据个人喜好而定），然后投入鱼汤中继续用大火熬煮。

5. 待熬煮至鱼汤呈乳白色时，加入适量盐，再煮3分钟后即可起锅。

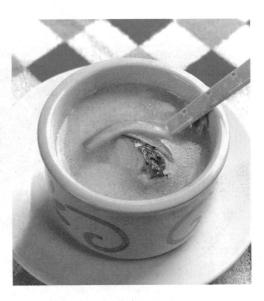

五彩莴笋

莴笋口感鲜嫩，色泽淡绿，如同碧玉一般，是解油腻、清肠胃的绝佳美食。金针菇不是"益智菇"，能促进新陈代谢。黄瓜清脆爽口，富含水分，它所含的某种营养元素能抑制糖类转化成脂肪。胡萝卜是胡萝卜素的理想来源，而且富含膳食纤维，对于爱美又想瘦的人来说，是不二之选。黄椒漂亮的颜色让人惊艳，它不仅营养丰富，而且能促进脂肪分解。这些食物搭配在一起，低热量、高纤维、多营养，绝对是减肥佳品。

材料： 莴笋 100 克，金针菇 50 克，黄椒、胡萝卜、黄瓜各适量，盐、香油各 1 小匙。

做法： 1. 撕掉莴笋的叶（留作他用），去掉根上的皮，切成丝；金针菇去掉根部，然后撕开，洗干净；黄椒、胡萝卜、黄瓜洗干净，切成丝备用（也可以切成其他形状，但要尽量薄，这样容易入味）。

2. 锅加水烧开，倒入胡萝卜丝、金针菇、黄椒丝，焯烫 2 分钟，捞出，用凉开水过凉，沥干水分。

3. 锅中的水倒掉，再加水烧开，放入莴笋丝焯烫 5 分钟，捞起，用凉开水过凉。最好放入冰箱冰镇一下，这样可以让莴笋更清爽。

4. 将胡萝卜丝、金针菇、黄椒丝、莴笋丝、黄瓜丝一起装盘，加盐、香油拌匀即可。

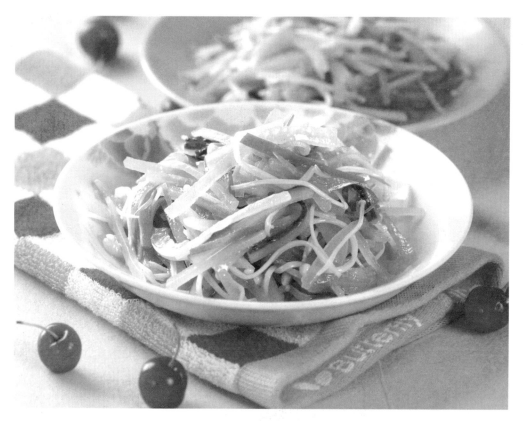

瘦身碎碎念：

香油宜最后放，能让蔬菜不过多地吸收油脂，尽可能地减少菜肴热量。拌完之后尽快食用。

香菇拌豆腐

香菇拌豆腐是一道再普通不过的凉拌菜了。香菇的香，混合豆腐的嫩，总是让人回味无穷。最重要的是，这道菜的热量很低，好消化，非常适合减肥者食用。

材料： 玉脂豆腐1块，鲜香菇8朵，芹菜末、胡萝卜末各2大匙，盐、香油各少许。

做法： 1.鲜香菇去柄，洗净泥沙，切成末（香菇柄一定要去掉，因为柄含有泥沙，而且口感比较柴）。

2.将豆腐放入碗中，用筷子滑散，备用。

3.蒸锅加水烧开，将香菇末蒸熟，然后再加入芹菜末、胡萝卜末稍微蒸一下，取出，跟玉脂豆腐一起加盐、香油拌匀就可以了。

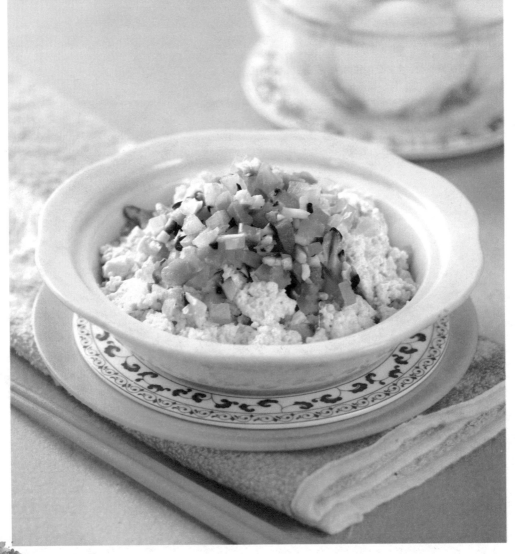

芹菜炒牛百叶

牛百叶是健脾胃的佳品，而芹菜富含膳食纤维，可以有效缓解便秘症状。这道菜白绿相间，不仅视觉、口感清爽，也能让你的肠胃清爽。

材料：牛百叶100克，芹菜200克，葱末、姜末、蒜末、豆瓣酱、植物油各适量。

做法：1. 牛百叶处理干净，洗净，切成细条；锅加水烧开，放入牛百叶条焯烫几十秒钟，捞出过凉（牛百叶一烫就熟，焯烫的时间太长了，牛百叶会卷缩，肉质会变硬）。

2. 芹菜去掉叶子（留作他用），去掉根，洗干净（芹菜很容易附着一些杂草，所以一定要洗干净）。

3. 锅洗净，放在火上，加植物油烧热，下葱末、姜末、蒜末和豆瓣酱煸香，再放入芹菜段、牛百叶炒熟即可。

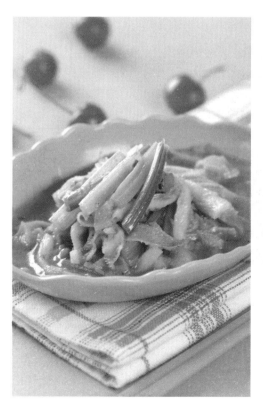

冬瓜海鲜卷

这道菜的冬瓜、胡萝卜、香菇等都是消肿利水的蔬菜，鲜虾清爽无油，既能满足口腹之欲，又不用怕长胖。

材料：冬瓜500克，鲜虾180克，香菇、芹菜、胡萝卜、豆苗各25克，盐、植物油各适量。

做法：1. 冬瓜去皮，洗净，切成薄片，尽可能地薄（如果冬瓜太厚，一是不好蒸熟，二是卷了海鲜和蔬菜后看不到里面的食物）。

2. 鲜虾洗净，去头、尾、皮，去除虾线，然后剁成蓉；香菇、芹菜、胡萝卜均洗净切条；豆苗洗净，备用。

3. 锅中加水烧开，放入冬瓜片焯烫至软，然后放入胡萝卜条、芹菜条、香菇条焯烫2分钟，捞出过凉。

4. 将冬瓜片外的全部食材加盐拌匀，即成海鲜馅儿，把冬瓜片铺开，放上海鲜馅儿，然后把冬瓜片卷起来，装盘。

5. 冬瓜卷表面刷上油，然后放入蒸锅中蒸10分钟即可。

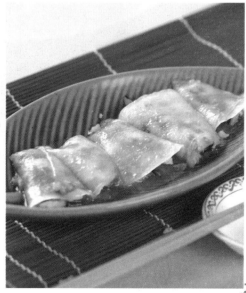

雪梨百合汤

梨和百合都是生津止渴、祛火润燥的佳品。胃里火气大，或者吃得太油腻，来一碗雪梨合汤，可以补水、润肠、去火，能让你由内而外地清爽。没有了火气，身体的废弃物能顺利地排出，自然就不会有"女汉子"的粗壮了。

材料：雪梨1个，百合10克，枸杞子、蜂蜜各适量。

做法：1. 将雪梨洗净，切成小块（雪梨不用去皮，因为它的皮里含有不少膳食纤维。尽量切小块，因为小块容易熟）；百合洗净，用清水稍浸泡，捞出，沥干水分。

2. 锅置火上，放入雪梨块和百合，倒入适量清水，大火煮开后，撇去浮沫，然后盖上锅盖（露一条小缝），改小火炖煮20分钟左右，开盖，放入洗净的枸杞子再煮片刻。

3. 待雪梨块变透明后关火，冷却10分钟左右，加入蜂蜜搅匀即可。

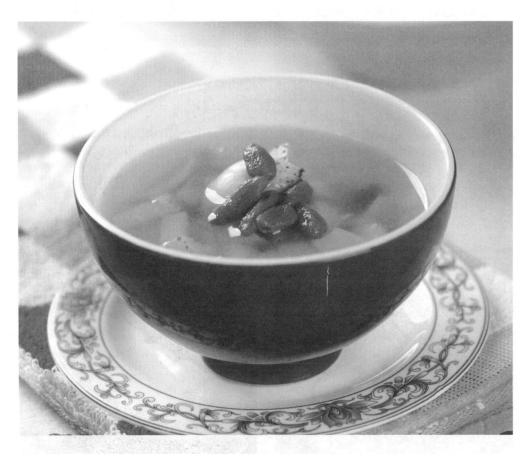

瘦身碎碎念：

如果不喜欢蜂蜜的味道，可以加冰糖，但也要注意控制量，太甜会摄入过多的热量。

酸甜胭脂藕

这道菜口感酸酸甜甜，可以帮助你清肠胃、出火气，让你越吃越瘦。

材料： 莲藕150克，紫甘蓝100克，白醋、蜂蜜各适量。

做法： 1. 去市场上买品质比较好的紫甘蓝，一定要是紫甘蓝，要不然做不出胭脂红。买回来后洗净，切成小片，加适量凉白开一同放入料理机中，打碎过滤后取汁。

2. 往紫甘蓝汁里倒入1大匙白醋，可以看到紫甘蓝汁的颜色瞬间会变成胭脂红。

3. 莲藕去皮，洗净，切成薄片，越薄越好，这样好"上色"，也容易入味。

4. 锅中加水烧开，放入莲藕片汆烫片刻，捞出用白开水过凉，然后放入胭脂汁中，倒入适量蜂蜜，放入冰箱中冷藏2个小时。取出来的时候你就会发现，原先偏白的藕片都"染"上了胭脂红。

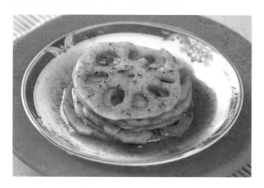

瘦身碎碎念：

莲藕焯烫的时间不宜长，如果时间太长，莲藕口感就会变得绵软，不够爽脆。胭脂汁也不要倒掉，虽然紫甘蓝在搅打的过程中流失了一部分维生素，但加了醋和蜂蜜的胭脂汁酸酸甜甜的，不仅开胃，还能促进消化，也非常适合减肥者饮用。

美人黄瓜卷

黄瓜富含维生素E，而维生素E具有抗衰老、消肌肉、除脂肪、美白肌肤的作用。做成黄瓜卷，不仅能给你带来视觉上的享受，更重要的是，你可以浇上自己喜欢的调味汁，极大地满足味蕾的需求。

材料： 黄瓜1根，蒜末、辣子红油、酱油、香油、盐、醋各适量。

做法： 1. 黄瓜洗净，沥干水分（一定要沥干水分，否则做成的菜水水的，不容易入味，看起来也不美观），去皮，然后用瓜刨将黄瓜刨成薄薄的长片，再将黄瓜片卷起来，整齐地放在盘子里。

2. 将蒜末、辣子红油拌匀，放进微波炉里加热30秒，再加入酱油、香油、盐、醋拌匀，浇在黄瓜卷上即可。

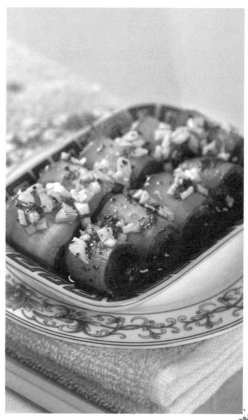

芹菜叶豆腐羹

一般用芹菜梗炒菜之后，还会剩下芹菜叶。芹菜叶的营养价值并不比芹菜梗逊色，它所含的膳食纤维能促进肠胃排出身体里多余的废弃物，对于需要排出多余乳酸的肌肉型美女来说，芹菜叶可是无价之宝！豆腐清淡健康，二者搭配，是绝佳的瘦身汤品。

材料：芹菜叶 100 克，嫩豆腐 200 克，干香菇、竹笋、胡萝卜各 25 克，盐、鸡汤、姜末、味精、香油、植物油、淀粉各适量。

做法：1. 将芹菜叶洗净，去杂，切碎；嫩豆腐洗净，切成小丁，入沸水锅稍焯烫。

2. 干香菇用水泡发，去根，洗净，切小丁；胡萝卜、竹笋洗净，切成小丁，再入开水焯熟。

3. 锅内放油，烧至七成热，加鸡汤、盐、香菇丁、豆腐丁、胡萝卜丁、竹笋丁、芹菜叶，再加入姜末、味精。

4. 水开后，用淀粉勾芡，出锅前淋上香油，装入大汤碗即成。

绿豆芽烧鲫鱼

鲫鱼富含优质蛋白质和钙、磷、铁、维生素等，绿豆芽富含膳食纤维。二者搭配成菜，营养丰富，肌肉型肥胖的人食用，可补充营养，预防便秘。

材料：鲫鱼 1 条（约 350 克），绿豆芽 50 克，葱段、姜片、酱油、盐、植物油各适量。

做法：1. 鲫鱼去鳞、内脏，洗净，两面切十字花刀，抹上盐腌渍 10 分钟；绿豆芽洗净。

2. 锅加适量油烧热，下入葱段、姜片煸出香味，去掉姜、葱，放入鲫鱼煎至两面金黄，盛入盘中备用。

3. 锅中多余的油倒掉，继续加热，下绿豆芽炒软，然后放煎好的鲫鱼，倒入植物油、盐和适量水，小火煮至鱼肉熟即可。

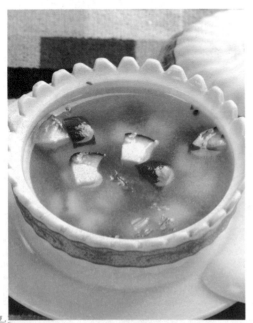

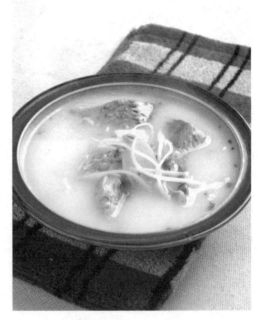

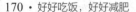

菠萝拌苦瓜

菠萝的酸甜、苦瓜的苦涩、蜂蜜的甜，三种口味相得益彰。另外，这道菜富含膳食纤维，可清热凉血，能有效地祛除胃热。

材料： 苦瓜 300 克，新鲜菠萝 150 克，柠檬汁 1 小匙，橄榄油 2 大匙，蜂蜜 1 大匙，盐适量。

做法： 1. 苦瓜对半切开，去除中间的子，洗净，切成薄片，再放入 95℃ 的热水中浸泡约 1 分钟，捞出后用冰水冲凉。

2. 新鲜菠萝去除表皮，用清水彻底冲洗干净，切片。

3. 将柠檬汁、橄榄油、蜂蜜、盐倒入碗中，充分搅匀，备用。

4. 将苦瓜片、新鲜菠萝片倒入调匀的调料中拌匀即可。

荠菜炒鸡块

这道菜中，清鲜荠菜、脆嫩竹笋都是膳食纤维的理想来源。膳食纤维不仅能帮助肠胃蠕动，促进体内毒素的排泄，而且很容易让人产生饱腹感，使人体摄入较少的热量。蛋白质是代谢必不可少的营养物质，而鸡肉是蛋白质的理想来源。

材料： 鸡脯肉 150 克，荠菜 100 克，竹笋 50 克，料酒、盐、鸡精、水淀粉、植物油各适量。

做法： 1. 鸡脯肉（最好选用鸡脯肉，肉质优）洗净，切块，再用少许水淀粉上浆，备用。

2. 竹笋洗净，切丁，用水焯熟（入水焯的时间不要太长，否则容易影响口感）；荠菜洗净，切末。

3. 锅内放油烧热，放入鸡块滑散至变色，倒出沥去油。

4. 锅里留底油，放入竹笋丁、荠菜末炒匀，加料酒、盐、鸡精后，将鸡块回锅，并用水淀粉勾芡，即可出锅。

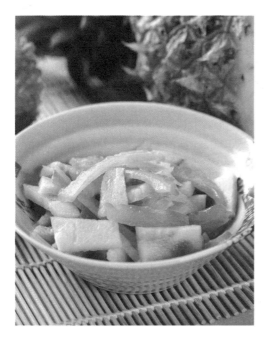

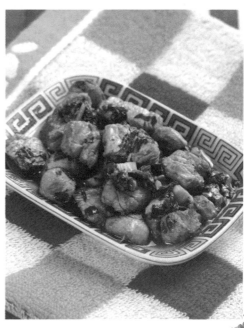

樱桃番茄麦片

其实，麦片除了可以煮粥，可以冲泡，还可以做凉拌菜！把它跟富含维生素的水果搭配，能将减肥消脂的效果发挥到极致。麦片的蛋白质含量不高，对于需要控制蛋白质摄入的肌肉型女性来说，是不错的选择。

材料：麦片100克，葱末适量，樱桃番茄10个，鲜薄荷叶40克，鲜香菜叶40克，柠檬2个，橄榄油100毫升，盐、黑胡椒粉各少许。

做法：1. 麦片浸泡1小时，捞出，挤干水分备用（要用凉水浸泡麦片，如果用热水或开水，会让麦片变得黏糊糊的）。

2. 樱桃番茄去蒂，洗净，对半切开；鲜薄荷叶洗净；鲜香菜叶去根，洗净，切碎。

3. 柠檬去皮，放入榨汁机中榨汁。也可以买瓶装的柠檬汁，只是风味稍微逊色一些。

4. 将所有材料、调料一起拌匀即可。

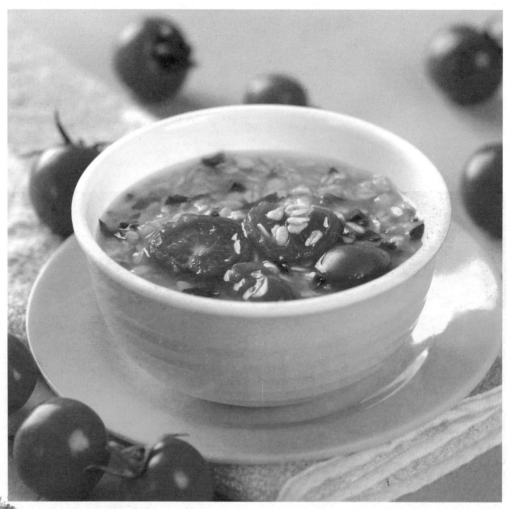

圆白菜胡萝卜沙拉

圆白菜和胡萝卜都富含可溶性膳食纤维，蛋白质和脂肪含量却很少，对于减掉脂肪和过多的肌肉都有益处。

材料：圆白菜叶 5 片，胡萝卜、西芹各 1 根，盐、沙拉酱各适量。

做法：1. 圆白菜叶洗净，切成条；胡萝卜洗净，切成条；西芹撕去老筋，洗净，切条；将圆白菜、胡萝卜、西芹一起放入沸水锅中焯烫 1 分钟左右，捞出来之后立即放入冰水中浸泡。也可以放进冷开水里，然后放入冰箱里冰镇。

2. 将圆白菜、胡萝卜条、西芹条放入盘中，加盐、沙拉酱搅拌均匀即可。

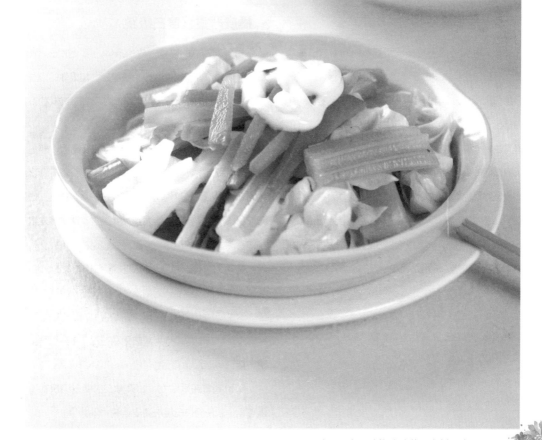

橘皮型肥胖——不做橘皮组织的"俘虏"

你是"橘皮一族"吗

橘皮型肥胖，在中医里属于气滞血瘀型肥胖。这类女性多有久坐的习惯，经常减肥失败，或抽脂失败。橘皮型肥胖的女性，因其结缔组织受到破坏，常有闷痛、胀痛、便秘、呕酸水、烦躁易怒、口干舌燥、头晕、失眠多梦、月经失调或闭经、舌苔暗红等症状出现，调养的重点在于行气活血。

★ 橘皮型肥胖的特征

想知道自己是不是橘皮型肥胖，判断方法很简单。尽量放松身体，选定腰部、腹部、手臂、大腿等容易长肉的地方，用双手夹住 5~10 厘米宽的肉，用力挤压一下，如果出现类似于橘子皮一样坑坑洼洼的蜂窝表现，说明你的橘皮组织已经形成了。你还可以观察挤压的肉肉，它们的凹陷之处是不是像酒窝一样，而且呈粉红色？如果是，说明你需要制订瘦身美体计划了。

还有一种情况，就是你挤压的肉肉表面有白色或咖啡色的纹路，这也是橘皮组织的表象。

★ 橘皮严重程度三级跳

躺着或站立的时候，放松身体，用手挤压你容易长肉的部位，尤其是大腿、腰腹部，如果你的皮肤很平滑，表面没有蜂窝状的表现，说明你的身体状况、皮肤状况很好。一定要努力保持！

当身体放松的时候，皮肤看起来很光滑，但是经不起"推敲"——稍微用力揉捏大腿、臀部等，就会出现橘皮组织，这说明橘皮组织正在蓄势待发。如果你稍不注意，它们就会发起大肆进攻。这是橘皮组织即将"崛起"的信号，一定要引起足够的重视。

平躺的时候，你身上的皮肤看不出有什么异常，可站立的时候，容易长肉的部位会出现难看的凹凸褶皱。这说明橘皮组织已经侵袭你的领地，让你的美丽打折扣了。这时候，你得赶紧采取行动，不然后果会更严重。

不论躺着还是站立，如果身上的橘皮组织都清晰可见，就说明你已经被橘皮组织"俘虏"了！

★ 橘皮组织是怎么形成的

同年龄的男女相比较，女性出现橘皮组织的状况较男性多而且严重，这是女性所特有的雌激素引起的。随着年龄增长，肌肉脂肪等日渐松弛，出现橘皮组织的机会也相应增加。"橘皮"通常与女性第二性征相关联。青春期时，女性激素（雌性激素）会使年轻女性的皮下层架构发生改变，作为身体能量的天然储备，脂肪组织以女性特有的模式分布在髋部、臀部、大腿上部，往往这些地方的皮肤最容易出现"橘皮"现象。

随着年龄的增长，皮肤的弹性会变小，肌肉的张力会减弱，人体某些部位会出现不可避免的脂肪堆积，因而有些人会认为橘皮组织是年龄增长导致的。其实，橘皮组织是一种独特的脂肪结构变异而成，它长期在体内，到最后才显露出来。

人体新陈代谢失调时，脂肪组织的体积就会增大，脂肪组织内的分子会超出细胞间隙，形成很多微小的结头。这些结头很容易积累毒素，会破坏人体的血液循环和体内垃圾的有效利用，结果就会让皮肤出现凹凸不平的情况，从表面看，就像橘子皮一样。我们可以利用一些小工具进行刮脂，帮助加强代谢，排除多余的脂肪和水分。利用刮痧板或者沐浴刷在需要减脂的部位顺着一个方向刮或刷，直到皮肤微红发热，这样可促进血液循环，加强代谢，帮助脂肪和多余的水分排出，但在操作前需要在皮肤上涂抹润肤油，以起润滑作用。

节食、吃减肥药等不正确的减肥方法，极易让身体处于快速瘦下来和快速复胖的恶性循环中，这样往往会让松垮的肥肉难以消除，同时还会让皮肤失去弹性，变得不平整，产生橘皮组织。因此，要想消除橘皮组织，首先要采用适当的方法瘦身，并且要长期保持，避免让身体处于忽胖忽瘦的"一来一往"之中。

而运动量不足及年龄增长带来的皮肤松弛也是橘皮组织产生的重要原因，所以，要想摆脱橘皮组织，需多进行有氧运动，促进血液循环，强健肌肉组织，从而减少体内脂肪沉淀。

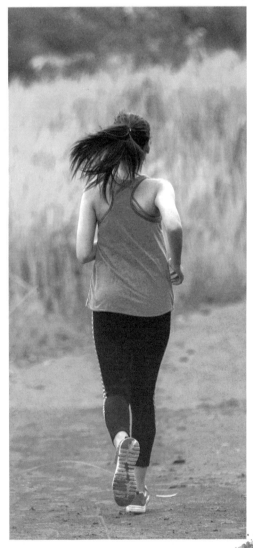

橘皮型肥胖的饮食原则

中医认为，人体出现橘皮组织，是因为气血循环不畅导致毒素淤积。气血是构成人体的基本物质，是身体健康的源泉。我们的身体就是一个小天地，由五脏六腑、三焦经络组合而成。只有气血流通，才能保证循环不息。如果气血不通畅，就会导致瘀血、病毒等在身体的某个部位堆积，引发局部的病变，如橘皮组织。因此，改变橘皮组织，最根本的方法就是补气养血，使血液循环通畅，促使多余脂肪从体内排出。

黑芝麻、红枣、猪肝、莲藕、胡萝卜、桂圆、山楂、黑豆、土豆、山药、红薯、香菇、韭菜、牛肉、兔肉、泥鳅、蜂蜜、红糖、人参、樱桃、水蜜桃等食物，可以有效改善人体气血状况，让你面色红润。

另外，中医认为，肝气郁结不舒，会导致气血瘀滞不畅，引起周身气血运行紊乱。因此，想要气血通畅，平时还要多吃疏肝解郁的食物，如莲藕、萝卜、玫瑰花、合欢花、麦冬、五味子、枸杞子、百合、金银花、菊花等调节情志。

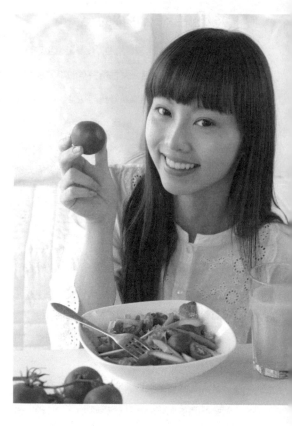

在平复橘皮组织期间，饮食宜清淡，不能过咸，每天摄入的盐量最好不要超过 5 克。如果你吃进过多的盐，你的身体为了调整盐分的浓度而吸收了很多的水分，这样会让你身体的脂肪细胞变得肿胀，进而加重橘皮组织的症状。

莴笋、茄子、哈密瓜、白萝卜、西瓜等寒性食物吃得过多，会使你身体的新陈代谢和血液循环变得缓慢，体内那些没有被代谢掉的脂肪会慢慢地堆积，最后形成橘皮组织。

选对食材平橘皮

1. **多食用富含膳食纤维的食物**：膳食纤维不易在体内形成脂肪，相反，它还能促进脂肪排出，帮助改善脂肪代谢，对平复"橘皮"十分有益。芝麻、萝卜叶、竹笋、菌菇类、海藻类、毛豆、红薯、猕猴桃、玉米、山药等食物都富含膳食纤维，平时可以将这些食物分配到自己的一日三餐中。

2. **多吃"好"脂肪**：节食会让身体迅速瘦下来，这表面上看起来是好事，但实际上快速去脂会让人体的结缔组织受到损伤，而能有效修复这些损伤的就是"好"脂肪。

"好"脂肪是指人体只能从食物中摄取的必需脂肪酸。"好"脂肪是人体的润滑油，它能够吸引水分滋润皮肤细胞，而且还有"锁水"功能，能防止皮肤水分流失。含有"好"脂肪的食物有：橄榄油、亚麻子油、核桃、鱼类等。

3. **多吃富含卵磷脂的食物**：卵磷脂是脂肪团的克星，还是受损皮肤的"检修工"，它能促使人体吸收水分，让皮肤变得有弹性有光泽。因此，平时不妨多吃富含卵磷脂的食物，如鸡蛋、豆制品、花菜、花生及花生酱、橘子、番茄、土豆、菠菜、卷心菜等。

每天坚持吃一定量富含卵磷脂的食物，过一段时间后，你身上的脂肪团就会因难以突破"重围"而凸显出来了。

4. **多吃富含蛋白质的食物**：蛋白质中的氨基酸是皮肤生成胶原质、弹性蛋白的必需物质，如果饮食中缺少蛋白质，会让皮肤失去弹性，看起来没有光泽。因此，如果你想平复身上的"橘皮"，一定要将蛋白质饮食安排进自己的餐单之中。富含氨基酸的食物有肉类、家禽、鱼肉、奶酪、鸡蛋、豆类等。

5. **多吃富含抗氧化剂（维生素 E）的蔬菜水果**：一个 75 千克重的人暴瘦，也许会让很多人羡慕感叹。其实，暴瘦很容易让皮肤结缔组织发生断裂，最直接的后果，就是脂肪细胞呈现在皮肤上，出现小肿块、小凹陷之类的"橘皮"现象。抗氧化剂是皮肤的守护者，它能让皮肤保持一定的厚度，将脂肪锁在皮肤下面。因此，日常饮食中可多摄入富含抗氧化剂的食物，以修复受损的皮肤，平复橘皮组织。

新鲜的蔬菜水果是抗氧化剂的最佳来源，如樱桃、橄榄、柚子、葡萄、橘子、柠檬、胡萝卜、黄瓜、番茄、山楂等。

6. **多吃富含 B 族维生素的食物**：B 族维生素是新陈代谢的"活跃剂"，而活跃的新陈代谢是身体不长肉的前提。身体出现橘皮组织，说明体内新陈代谢很可能出现了问题，因此，需要及时补充 B 族维生素。花生、低脂和脱脂奶制品、鱼、蛋、家禽、全麦面包、鳗鱼、蘑菇、蚌蛤、木耳、茼蒿、干紫菜，以及谷豆类都富含 B 族维生素。

7. **多补充水分**：人体可以通过排汗、排尿等方式排出细胞废弃物，保持身体循环健康顺畅。但是，如果人体的排毒功能发生障碍，就很容易导致脂肪细胞增大，出现橘皮组织。因此，我们平时要多喝水或茶，多吃富含水分的蔬菜、水果，及时地补充水分，以促进身体排毒，预防和缓解橘皮组织。

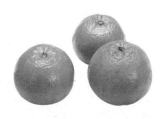

橘皮型肥胖的十日减肥方案

第一天

早餐

　　猪肝粥（补血养颜）+ 芙蓉蛋卷（富含蛋白质）+ 莲藕苹果沙拉（疏肝解郁，促进消化）

午餐

　　红烧牛肉面（保证能量）+ 蚝油香菇油菜（富含膳食纤维）+ 山楂汁（补血养颜，促进消化）

晚餐

　　芙蓉豆腐（富含蛋白质）+ 红枣桂圆粥（补气养血）

第二天

早餐

　　苹果蜜桃粥（补血养颜）+ 低脂酸奶（富含蛋白质）+ 黑芝麻拌五彩蔬菜（补血养颜，美容护肤）

午餐

　　海鲜凉面（补血养颜，改善肤色）+ 豆皮炒番茄（富含维生素，促进消化）

晚餐

　　鱼香菠菜（补血养颜）+ 金针菇木耳香菇水饺（补血养颜，富含膳食纤维）

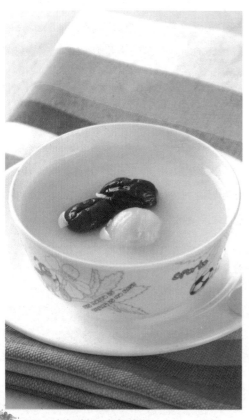

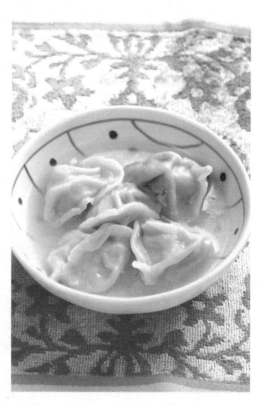

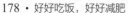

第三天

早餐

玫瑰萝卜粥（补血养颜）＋香酥鸡蛋灌饼（富含卵磷脂）＋橘子拌圆白菜（富含膳食纤维）

午餐

圆白菜肉饼（保证能量）＋酱爆核桃鸡丁（补血，富含蛋白质）＋豆苗拌口蘑（富含膳食纤维）

晚餐

苹果瘦肉鲫鱼汤（补血养颜）＋毛豆糙米粥（富含膳食纤维、维生素，促进消化）＋山楂苹果樱桃沙拉（补血养颜，促进消化）

第四天

早餐

鳗鱼粥（富含蛋白质）＋青椒拌甘蓝（补血养颜，富含膳食纤维）

午餐

豆面窝头（低热量）＋莲藕海带汤（补血养颜，富含膳食纤维）＋豌豆炒里脊肉（富含蛋白质）

晚餐

鸡肉馄饨（富含蛋白质）＋山药芦笋炒黑木耳（补气养血，富含膳食纤维）＋萝卜橘子汁（补血养颜，促进消化）

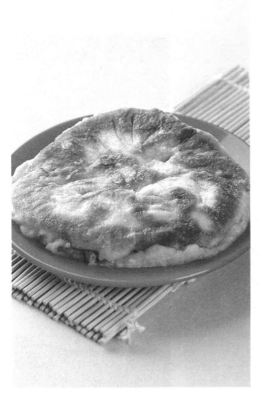

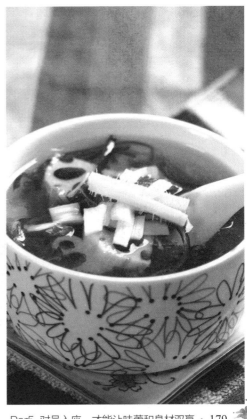

第五天

早餐

山药瘦肉粥（补气养血）+芹菜番茄拌四季豆（富含膳食纤维）+煮鸡蛋（富含蛋白质）

午餐

牛肉蔬菜卷饼（保证能量）+黑木耳猪血汤（补血养颜）+菊花拌黄瓜苹果丁（疏肝解郁，富含膳食纤维）

晚餐

橘皮莲子粥（疏肝解郁，调理脾胃）+肉丝拌豆腐皮（富含蛋白质、钙）+番茄西柚汁（润泽肌肤，促进消化）

第六天

早餐

低脂牛奶（富含蛋白质、钙）+樱桃番茄三明治（营养全面）+生菜胡萝卜沙拉（富含膳食纤维）

午餐

什锦烩饭（保证能量）+五彩鳝鱼丝（富含蛋白质）+葡萄芦笋汁（补血，富含膳食纤维）

晚餐

菠菜猪肝粥（补血养颜）+莲藕炒四季豆（富含膳食纤维）+柠檬黄瓜条（润泽肌肤，促进消化）

第七天

早餐

芹菜木耳小米粥（补血养颜）+低脂酸奶（富含蛋白质）+玉米核桃拌香蕉丁（润泽肌肤，富含膳食纤维）

午餐

米饭（保证能量）+水果泡菜（补血养颜，促进消化）+鸡肉拌黄瓜（富含蛋白质、钙）

晚餐

鸡血豆腐汤（补血养颜，清肠排毒）+枸杞子蒸鸡丝（补血养颜，富含蛋白质）+白芝麻葱香烙饼

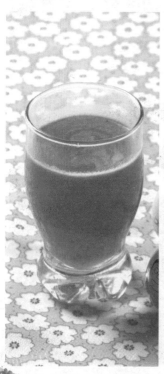
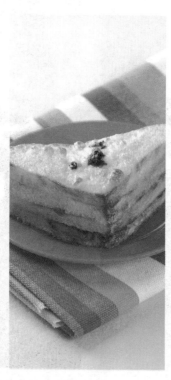
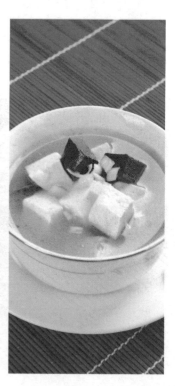
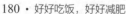

第八天

早餐

　　紫菜蛋花汤（补血滋阴）+素菜包子（保证能量）+水果沙拉（富含膳食纤维、维生素）

午餐

　　面条（保证能量）+清炖草鱼（富含蛋白质）+青椒牛肉（补血养颜，改善气血）

晚餐

　　山药牛奶芝麻糊（补血养颜，润泽肌肤）+鸡蛋沙拉笋（富含蛋白质、膳食纤维）+桂圆草莓炒山楂（补血养颜，红润皮肤）

第九天

早餐

　　花生红枣桂圆粥（补气血，润肌肤）+煮鸡蛋（富含蛋白质）+蔬菜沙拉（富含膳食纤维）

午餐

　　米饭（保证能量）+红枣黑豆炖鲤鱼（补气血，健脾肾）+黄瓜樱桃拌鸡丝（富含蛋白质、膳食纤维）

晚餐

　　蒜苗炒猪血（养血补虚）+豆腐莲子羹（滋阴补血）+芦笋汁（富含膳食纤维）+烙素菜荞麦面合子

第十天

早餐

　　豆浆（排毒祛湿，促进消化）+燕麦花卷（保证能量）+玉米鲜枣番茄沙拉（富含膳食纤维）

午餐

　　玉米饼（保证能量）+红枣鲜奶炖鸡（补血养颜，增强免疫力）

晚餐

　　鲜莲双耳汤（解郁安神，滋阴补血）+合欢花瘦肉粥（疏肝解郁）+木瓜拌红缨萝卜（富含膳食纤维）

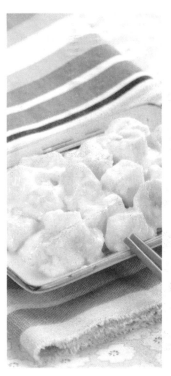
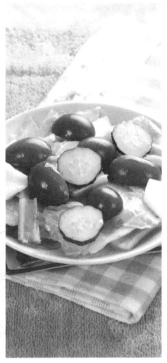
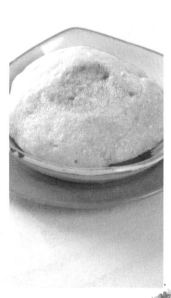

手把手教你做美味瘦身餐

芙蓉蛋卷

从营养学的角度来说，鸡蛋是不可多得的"宝物"。鸡蛋富含人体必需的 8 种氨基酸，且富含钙、铁等多种矿物质。对于女性来说，它是非常好的滋补食物，也是非常好的活血养血美容品。这道菜将鸡蛋跟富含钙质的虾仁和富含膳食纤维的蔬菜一起食用，营养更加全面。

材料： 鸡蛋 2 个，虾 12 只，胡萝卜 50 克，盐、料酒、白胡椒粉各适量。

做法： 1. 鸡蛋打入碗中，打散，搅匀；胡萝卜洗净，切成末；虾洗净，去头、尾、外壳和虾线，将虾仁剁成泥，加入胡萝卜末、盐、白胡椒粉、料酒拌匀成馅料。

2. 锅洗净，擦干，加油烧热，放入鸡蛋摊成蛋皮，盛出。

3. 把蛋皮平铺在盘中，稍稍放凉，然后将馅料均匀地铺在蛋皮上，卷起即成蛋卷；蛋卷卷到最后时，抹一点水淀粉，能起到黏合的作用；卷蛋卷时注意蛋皮与馅料一定要贴紧，否则蒸出的蛋卷会软塌塌的不好看。

4. 将蛋卷放入蒸锅中隔水蒸熟，然后取出，切成块即可。

蚝油香菇油菜

这道全素的菜滋味并不差，蚝油的使用给香菇和油菜这两种常见的食材增色不少，经常食用有利于清肠胃、减脂肪。

材料： 香菇 200 克，油菜 100 克，蒜、香葱、鸡精、淀粉、酱油、植物油、蚝油各适量。

做法： 1. 油菜洗净，去根；香菇洗净，去根，切片；蒜、香葱切末。

2. 锅内放水烧开，放少许油，下油菜焯烫，这样焯出的油菜比较绿。

3. 捞出油菜后，再焯烫香菇。

4. 锅内放油烧热，下香葱末、蒜末爆出香味，加油菜翻炒片刻出锅，备用。

5. 锅内留少许底油，放香菇翻炒，再放蚝油、酱油、鸡精，倒入适量清水烧片刻，并用少许鸡精调味，再用淀粉勾薄芡，最后将烧好的香菇码放在油菜上即可。

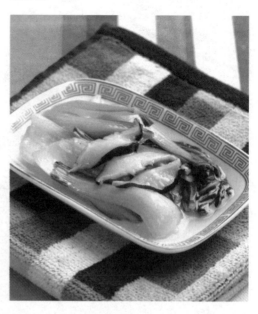

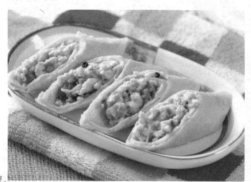

黑芝麻拌五彩蔬菜

这道菜所用食材黑木耳、豆腐皮、青椒、胡萝卜等都是最为常见的。做法就是把所有食材放在一起，加调料拌匀，简单且易于上手。这道菜富含膳食纤维、果胶、维生素C、胡萝卜素等，可美容排毒，是一道非常健康的素菜。

材料：豆腐皮、青椒、胡萝卜、黑木耳、熟黑芝麻、葱白、蒜、鸡精、陈醋各适量。

做法：1. 豆腐皮洗干净，切成丝。豆腐皮分油豆皮和千张，如果是用油豆皮，需要用热水洗掉油，如果是用千张，要不断地用清水漂洗，洗掉豆腥味。

2. 青椒去蒂、子，洗干净，切成丝；胡萝卜洗干净，切成丝；黑木耳泡发，也可以在超市买新鲜的黑木耳，洗干净泥沙，切成丝；葱白洗干净，切成丝；蒜去皮，切成片。

3. 将各种材料放在大碗里，加鸡精、陈醋拌匀，撒上熟黑芝麻即可。

鱼香菠菜

菠菜富含卵磷脂，卵磷脂是脂肪团的克星。这道菜中泡椒的加入是点睛之笔，鱼香味的菠菜让人胃口大开，吃起来完全没有负担。

材料：菠菜250克，红泡椒3个，姜、蒜各适量，生抽、陈醋各1大匙，白糖1小匙，鸡精1/4小匙，香油5滴。

做法：1. 泡椒直接切成粒；姜洗净，剁成蓉；蒜洗净，拍碎后剁成蓉；菠菜洗干净（菠菜尽量保持整根，不用切成段）。

2. 将生抽、陈醋、白糖、鸡精、香油一起放碗里搅匀。

3. 锅入油烧热，放入菠菜大火爆炒片刻盛出。

4. 锅内再放少许油烧热，放入泡椒粒、姜蓉、蒜蓉炒至出香味，倒入调味汁烧开，放入菠菜，迅速炒匀即可。

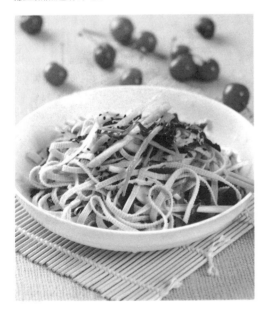

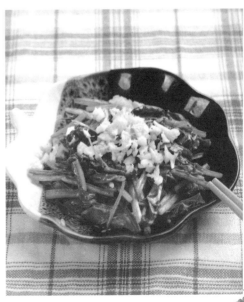

香酥鸡蛋灌饼

没有哪个女性能抵挡路边美味小吃的诱惑，然而这些小吃不管是用油还是调料都非常多，减肥期间的女性只能忍痛放弃。其实可以自己尝试在家制作，不但可以严格控制用油的量，而且非常卫生，还可以根据自己的喜好随意搭配。

材料：中筋面粉250克，鸡蛋6个，葱末2大匙，薄荷叶少许，盐适量。

做法：1. 将中筋面粉放入容器内，加适量水，搅匀后揉搓成光滑不粘手的面团，盖上湿布醒发15分钟。

2. 将醒好的面团移至案板上，先揉成圆柱形，再用刀切割成6等份。

3. 将分好的面团分别揉圆，压扁，做成剂子，再用擀面杖分别擀成椭圆形面片。

4. 在擀好的面片上刷上一层油，将其卷起成筒状后立起来，用手压扁，然后用擀面杖将其擀成厚3毫米、直径约12厘米的灌饼生坯。

5. 鸡蛋打入碗中，加入葱末和少许盐搅打均匀。

6. 锅置火上，刷油烧至五成热时，放入灌饼生坯，煎至一面微黄后翻面，继续煎1分钟。

7. 用筷子在饼的中间挑出一个小口，将筷子探入里面旋转，使饼分层。

8. 将1/6的鸡蛋液从小口灌入，烙至饼皮两面呈金黄色即可。按照同样的方法将剩下的5个饼烙好，再分别盛入盘中，放上薄荷叶装饰即可。

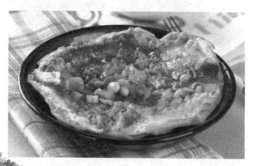

酱爆核桃鸡丁

核桃仁富含必需脂肪酸，猪瘦肉富含铁，鸡蛋富含卵磷脂，这些营养物质对平复橘皮组织都很有帮助，而核桃仁还是健脑益智的首选。这道菜益智、养血、美肤，一箭三雕。

材料：猪瘦肉100克，核桃50克，鸡蛋1个，植物油5克，葱、姜、蒜、黄酱、料酒各适量。

做法：1. 猪瘦肉用刀背剁松，切成3厘米见方的丁块，备用。

2. 将葱、姜、蒜去皮，切碎，备用。

3. 将鸡蛋磕一个小口，让蛋清流入碗中，搅散，备用。

4. 将切好的猪肉丁用蛋清抓拌均匀，腌渍20分钟。

5. 核桃用钳子夹开取仁，将核桃仁放入开水中浸泡10分钟，然后搓去核衣，备用。

6. 锅置火上，放油烧至六成热，放入猪肉丁翻炒，再加上黄酱、葱末、姜末、蒜末以及核桃仁，最后淋上料酒翻炒均匀即可出锅食用。

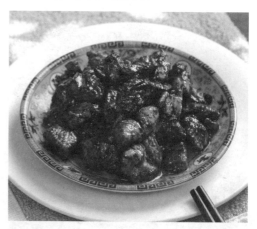

瘦身碎碎念：

黄酱的盐分不低，所以，做这道菜的时候就不用加盐了。有"橘皮"的女性尤其要少吃盐。

豆面窝头

比起白面馒头来，窝头有更多的膳食纤维，更多的维生素，较少的碳水化合物和热量，所以，对于想要控制体重的女性来说，窝头绝对是不错的主食选择。

材料：玉米面粉 500 克，黄豆面粉 250 克，食用碱少许。

做法： 1. 食用碱用少许温水化开。

2. 取 100 克玉米面放入容器中，倒入适量沸水，搅匀，待凉后加入余下的玉米面粉和全部黄豆面粉、食用碱，再加适量清水，搅匀后揉搓成光滑略硬的面团，再盖上湿布，使其醒发至原来的 2 倍大。

3. 将醒发好的面团分成每个 50 克的剂子，再分别揉成圆锥状，然后用拇指和食指在底部捏出一个 4 厘米深的洞，制成窝头生坯，备用。

4. 将窝头生坯整齐地码入铺好屉布的蒸笼内；蒸锅内加适量水烧沸，再放入盛有窝头生坯的蒸笼，开大火蒸 20 分钟，至熟透后取出装盘即可。

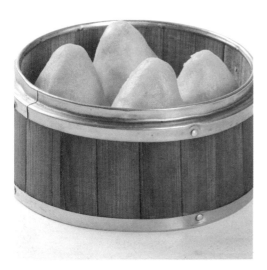

莲藕海带汤

对于女性来说，莲藕是补血养颜、美体减肥的理想食物。莲藕含有丰富的铁，常吃可以使人肤色白里透红；含有膳食纤维，可以促进废弃物的排出，让你一身清爽。此外，它还含有很多水分，可以帮助你消除水肿的困扰，可谓女性的"万能菜"。

材料：海带 100 克，莲藕 300 克，姜 3 片，葱 1 段，植物油、盐各适量。

做法： 1. 海带用水冲洗干净，然后切成大小适口的片状，再放入盆中加水泡 2~3 小时。

2. 莲藕洗净，去皮去结，切成半厘米厚的薄片。

3. 葱洗净，切成花。

4. 热锅倒油，放姜片炝锅，十几秒后倒入适量清水，大火煮沸。

5. 接着放入莲藕片煮 20 分钟。

6. 然后再放入海带片，煮 15 分钟。

7. 最后放入葱花和适量盐调味即可出锅。

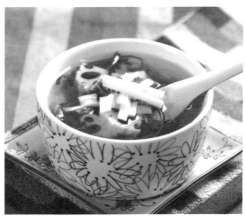

瘦身碎碎念：

莲藕的淀粉含量不低，淀粉进入人体后会转化成热量，所以吃这道菜的时候，要相应减少主食的量。还可以加入其他蔬菜，但不要加富含淀粉的土豆、芋头等食物。

牛肉蔬菜卷饼

我们平常吃的包子、饺子、馄饨等，是在一种食物中综合了主食、蔬菜和肉类，营养较为全面均衡，还节省吃饭的时间，可以说是中式快餐。这道卷饼也是用主食、蔬菜、肉类混搭出的新风味，简单易做又有营养。

材料：中筋面粉320克，牛肉300克，黄瓜2条，葱白段6段，盐1/4小匙，甜面酱适量。

做法：1. 将300克中筋面粉放入容器中，加入180毫升70℃的温水，搅拌揉搓成一个光滑不粘手的面团；将揉好的面团盖上一层湿布，醒发40分钟。

2. 将醒发好的面团移至撒有中筋面粉的案板上，揉搓成圆柱状，分割成16等份，放入抹了少许油的盆中，喷洒些水，表面罩上湿布或放保鲜盒中，松弛40分钟。

3. 桌上洒一些中筋面粉，把醒好的面团搓揉成圆棒状，分割成16等份，将每一份小面团都用手压扁，上面刷上一些植物油，然后两个为一组叠在一起（涂有植物油的一面互相贴合），将叠在一起的面团擀成一张薄饼。

4. 锅内倒油烧热，将擀好的薄饼生胚放入锅内烙至两面金黄，烙好后盛出，盖上棉布保温。

5. 将牛肉洗净，切片，放入油锅中煎熟；黄瓜洗净，切成条；葱白段洗净，切成条。

6. 吃的时候取一张饼，从中间撕开成为两张，在饼皮上抹一层甜面酱，铺上熟牛肉片、小黄瓜条、葱白条，将饼紧密卷成筒状即可。

什锦烩饭

说到"蛋炒饭"，相信大家都不陌生，做法简单又美味，简直是懒人的"救星"。除了蛋炒饭这种做法，米饭还可以有其他做法，如什锦烩饭，不仅营养均衡，热量不高，让你得到意想不到的美味体验，还能让你胃口大开，不用担心吃多了变胖。

材料：嫩牛肉20克，胡萝卜1/8根，土豆1/6个，青豆4粒，牛肉汤1勺，大米2勺，盐少许，熟鸡蛋黄1个。

做法：1. 嫩牛肉洗净，切碎。

2. 胡萝卜洗净，去皮，切小颗粒。

3. 土豆洗净，削皮切成小颗粒。

4. 大米淘洗干净，放入电饭锅中，加适量水。

5. 往电饭锅中接着放入碎牛肉、胡萝卜粒、土豆粒、牛肉汤、青豆、盐，启动开关开始焖饭。

6. 待焖熟后，加入熟鸡蛋黄搅拌均匀即可出锅食用。

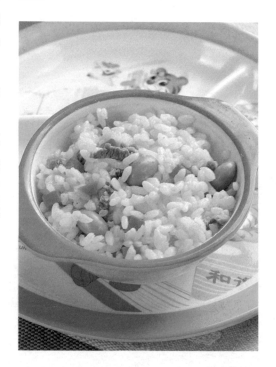

莲藕炒四季豆

四季豆能够调和脏腑、安养精神、益气健脾、消暑化湿、利水消肿。这道炒四季豆，使用传统的辣豆瓣酱，辣中带鲜，美味自不用说，再搭配清脆的莲藕，与四季豆相互呼应，整道菜不仅视觉美观，味道和营养也不错。

材料： 莲藕 200 克，四季豆 100 克，植物油、橄榄油、辣豆瓣酱、醋、盐各适量。

做法： 1. 将莲藕洗净，去皮，切片，备用。

2. 将四季豆洗净，抽去老茎和尾端，再切成段，备用。

3. 锅置火上，倒入适量清水烧开，然后放入适量橄榄油，加入藕片、四季豆段焯熟，捞出过凉，备用。

4. 锅置火上，倒油烧热，然后把过凉的四季豆段和藕片倒入锅中，再加入辣豆瓣酱稍微煸炒，随后加醋、盐拌匀即可出锅食用。

鸡肉拌黄瓜

黄瓜能美容、排毒，鸡肉富含人体必需氨基酸，两者组合，营养丰富，热量低，不用怕吃胖。

材料： 熟鸡胸脯肉 70 克，黄瓜 100 克，辣椒油 5 克，蒜、醋、白糖、鸡精、盐各适量。

做法： 1. 黄瓜洗净，用刀拍一下后，切抹刀块，放入盘中备用。

2. 熟鸡胸脯肉（也可以选用猪瘦肉或牛肉等，根据自己喜好而定）切成薄厚均匀的抹刀片，然后放在黄瓜块上面。

3. 蒜去皮，切末，捣成泥（捣蒜时可以加少许盐，这样捣起来容易很多），备用。

4. 将蒜泥、盐、醋、糖、辣椒油、鸡精放在碗中，搅拌均匀，做成调味汁。

5. 将拌匀的调味汁倒在鸡脯肉片、黄瓜块上拌匀即可食用。

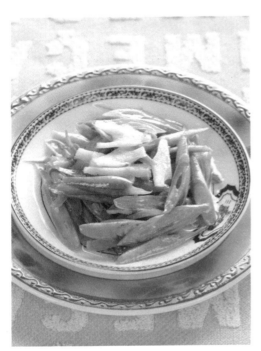

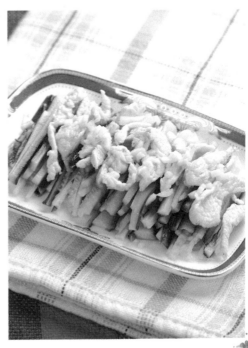

清炖草鱼

姜性温，有活血、温脾胃的功效。鱼肉肉质细嫩，营养丰富，可以为人体提供丰富的蛋白质、必需脂肪酸、钙、磷、铁等新陈代谢不可少的营养物质。香菇富含膳食纤维，是清肠排毒、减肥瘦身的好食材。三者搭配，能让人体新陈代谢的速率变快，而新陈代谢变快，消耗的能量和脂肪就多，就能让你轻松瘦下来。

材料：草鱼 500 克，香菇 2 朵，猪肉馅 50 克，葱、姜、蒜、盐、酱油、香油、花椒、泡椒、醋、植物油各适量。

做法：1. 香菇、葱、姜、蒜洗净，切碎。

2. 用酱油、醋和很少的盐调汁。

3. 将草鱼收拾干净，在鱼背上切两刀，在鱼身上抹盐，在鱼的腹腔、头部、刀花处放上葱末。

4. 往猪肉馅中拌入一点香油、酱油、姜末、香菇末。

5. 肉馅放入鱼腹中，既能使鱼味更鲜又能撑起鱼腹，使蒸出的鱼形体饱满。

6. 蒸锅放水，水开后，把草鱼上锅蒸。

7. 关火后，再焖几分钟，然后不出锅将调好的汁泼在鱼身上，出锅后，在鱼身撒上蒜末。

8. 锅中放油，爆香花椒，放入泡椒，煸出红油后，将热油泼在草鱼上面即可。

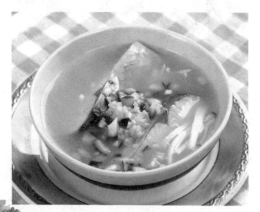

青椒牛肉

常吃这道菜能够活血养血，促进身体的血液循环，这样才能促进皮下毒素的排出，让你的皮肤越来越平滑，让你的肤色看起来更加红润。

材料：牛肉 250 克，青椒 250 克，酱油、甜面酱、姜丝各 5 克，淀粉、盐各适量。

做法：1. 牛肉去筋洗净，切成粗细均匀的细丝，然后放入碗中加盐、淀粉抓匀，备用。

2. 青椒洗净，去蒂、子，然后切成与牛肉丝相仿的细丝，备用。

3. 将酱油、剩余的淀粉调成芡汁备用。

4. 锅中下油烧热，将青椒丝倒入锅中煸炒，炒至青椒断生，盛出。

5. 锅内留底油烧热，放入腌好的牛肉丝炒散，再放入甜面酱继续翻炒。

6. 翻炒至牛肉丝将熟时，放入炒好的青椒丝、姜丝继续翻炒。

7. 待炒出香味时，淋入勾兑好的芡汁，翻炒均匀即可出锅食用。

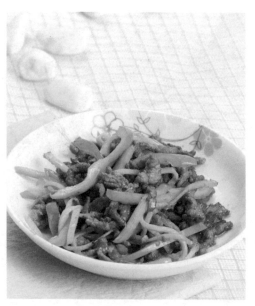

红枣黑豆炖鲤鱼

红枣黑豆炖鲤鱼是一道传统的滋补利水菜。鲤鱼属于高蛋白低脂肪的食物，红枣富含维生素 C，黑豆富含蛋白质和花青素。红枣＋黑豆＋鲤鱼的组合，不但营养，而且美味，奶白的汤汁入口爽滑，鲜香美味。这道菜从传统中医的角度来看，还可以利水消肿、补虚养血，是水肿型肥胖和橘皮型肥胖的克星。

材料：鲤鱼1条，红枣8颗，黑豆30克，葱段、姜片各适量，盐、料酒各少许。

做法：1. 将鲤鱼宰杀，去除内脏和鱼鳞，洗净。

2. 红枣洗净，去核；黑豆淘洗干净，用清水浸泡一晚上，让黑豆吸水膨胀，这样煮汤的时候就容易煮熟了。

3. 锅中放入适量清水和鲤鱼，用大火煮沸，再加入黑豆、红枣、葱段、姜片、盐和料酒，改用小火煮熟即可。

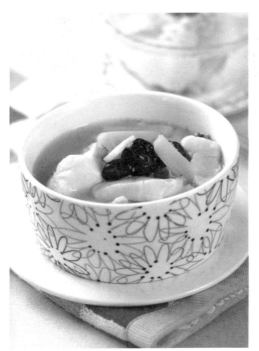

红枣鲜奶炖鸡

这道菜是在牛奶炖鸡也是普通炖鸡的基础上发展出来的一个创新的做法。鸡肉口感嫩滑，脂肪较低，搭配富含蛋白质和钙的牛奶来炖汤，不但肉好吃，汤也很有特色。

材料：鸡半只（约450克），红枣5~6颗，鲜牛奶2杯，姜、盐各适量。

做法：1. 鸡处理干净，去皮，切成块（鸡肉皮下脂肪含量比较多，去了皮，炖出来的汤汁不仅不油腻，而且脂肪少，可以放心吃）；烧一锅开水，放入鸡块焯烫出血水，捞出备用。

2. 红枣浸软，去核洗净；姜洗净，切片（炖汤的时候，尤其是炖肉汤，姜必不可少，因为姜能去腥，还能暖胃暖身）。

3. 把鸡肉块、红枣及姜片一同放入炖盅内，注入鲜牛奶，大火隔水炖1.5~2小时，取出，加入盐调味即可。

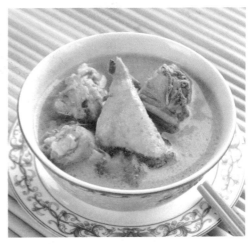

瘦身碎碎念：

严格执行减肥计划的女性，还可以选择脱脂牛奶，这样摄入的脂肪会进一步减少，味道也更加清淡、爽口。

鲜莲双耳汤

银耳能滋阴养胃，益气安神，是营养滋补佳品。木耳能活血化瘀、清肠排毒，是很不错的减肥食物。两者组合，有助于胃肠蠕动，减少脂肪吸收，故有减肥的作用，并有去除面部黄褐斑、雀斑、抗老去皱、紧肤的功效。人体内的脂肪代谢紊乱会造成皮下脂肪堆积，

再加上血液循环障碍，病毒堆积，就形成橘皮组织。而银耳、木耳的组合，对清除皮下脂肪、润泽橘皮部位的肌肤非常有帮助。

材料： 干银耳、干木耳各 10 克，鲜莲子 30 克，鸡清汤 1500 毫升，盐适量。

做法： 1. 干银耳用冷水泡发后，一定要去掉发黄的部分，然后择洗干净，撕成小朵。

2. 干木耳泡发后去掉根，清除掉泥沙，洗干净，撕成跟银耳一样的小朵。

3. 锅中加鸡清汤，加入银耳、木耳，大火煮沸后转小火熬半个小时，加盐调味即可。

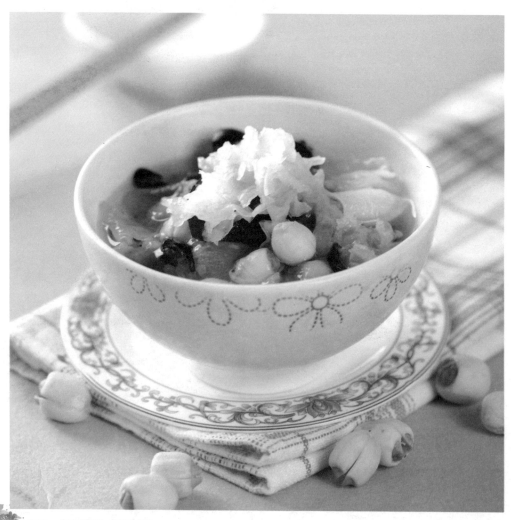